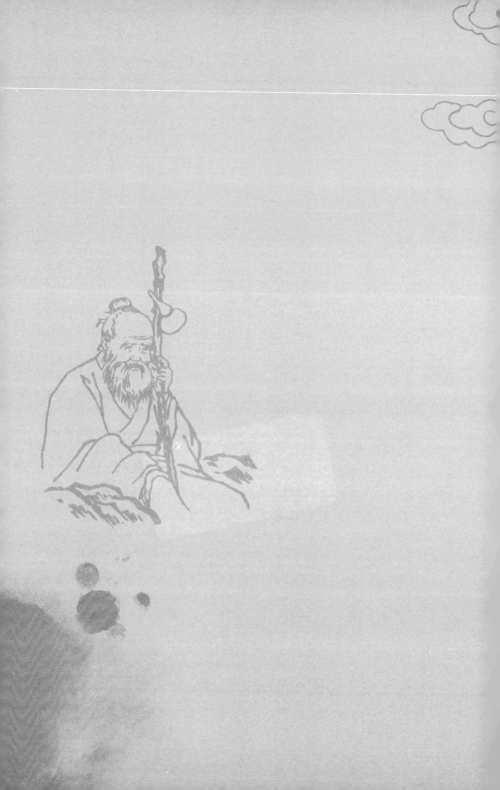

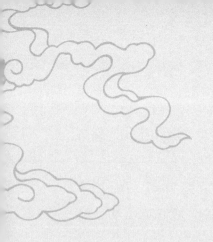

帮你根治慢性病

孔克俭　著

韩进林　审订

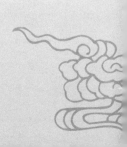

图书在版编目(CIP)数据

帮你根治慢性病/孔克俭著. —北京:学苑出版社,2020.10
ISBN 978-7-5077-6032-3

Ⅰ.①帮…　Ⅱ.①孔…　Ⅲ.①慢性病-防治　Ⅳ.①R4

中国版本图书馆 CIP 数据核字(2020)第 187531 号

责任编辑:付国英
出版发行:学苑出版社
社　　址:北京市丰台区南方庄 2 号院 1 号楼
邮政编码:100079
网　　址:www.book001.com
电子信箱:xueyuanpress@163.com
电　　话:010-67603091(总编室)、010-67601101(销售部)
印 刷 厂:北京市京宇印刷厂
开本尺寸:890×1240　1/32
印　　张:4.75
字　　数:175 千字
版　　次:2021 年 1 月第 1 版
印　　次:2021 年 1 月第 1 次印刷
定　　价:36.00 元

丛书总序

中医药作为国粹，已成为最具代表性的中国元素。它在造福人类的同时，逐渐被世界所认同。习近平主席曾指出："中医药是中国古代科学的瑰宝，也是打开中华文明宝库的钥匙。"他还特别强调："充分发挥中医药独特优势，推进中医药现代化，推动中医药走向世界，切实把中医药这一祖先留给我们的宝贵财富继承好、发展好、利用好，在建设健康中国，实现中国梦的伟大征程中谱写新的篇章。"

的确，中医药文化源远流长，积淀深厚，犹如一座丰富的宝藏。但是，中医药文化，有它独特的存在方式，除了业已传世的一些中医药典籍和文献外，还有大量的中医药文化资源散布在民间，有的以家学传承的方式传承。毫不讳言，如不引起重视，这些宝贵的中医药文化资源，就可能会随着时间的流逝而消失。因此，抢救、挖掘和整理这些祖宗留给我们的宝贵中医药文化资源时不我待，更是我辈义不容辞的责任。这是一项服务当代、造福后世的大事、好事。在倡导健康中国的今天，中医药的特色优势日渐凸显。做好这项工作，也恰逢其时。

为此，我们尝试着组织一批专家、学者，编写了《鄂东中医药文化系列丛书》，为传承中医药文化尽一份力。我们深知，编写这部丛书，不是一件容易的事情。到底如何做？经过慎重考虑，我们认为还是从基础工作做起，以局部为突破口，再逐步展开。丛书的内容设置，分历代名医、中医中药、医案医话、单方验方、医德医风、医家典故等等。而这部丛书，作为黄冈市中医医院中医药文化研究项目、黄冈市中医药学会研究课题，即是其研究成果之一。希望通过我们的努力，能起到抛砖引玉的作用，唤起更多的人关注中医药文化，从而参与到中医药文化的抢救、挖掘、整理的工作中来，不断地丰富和拓展丛书的内容，从而实现传承中医药文化的愿望。我们在努力，我们也在期待。

夏春明*

2019 年 11 月

---

* 作者系湖北省黄冈市卫生局原党组书记，现任黄冈市中医药学会会长、《本草》杂志主编。

自　序

　　我是很普通的人。我的特点是喜欢思考和探索，凡事总是想弄个究竟。我年轻时，爱与朋友在一起探讨社会、探讨人生，从而有一些莫名其妙的问题，像自己的影子一样挥之不去。例如：人为什么要生，又为什么要死？人是从哪里来，死后又到哪里去？人为什么而活着？多少年来，我一直被这些问题所困惑，总想刨根究底。可到头来，旧的问题尚未得到解决，又增添了许多新的问题。行医日久后，我又一直被医疗中所遇到的实际问题所困惑：人究竟是什么？人为什么会生病？众多的慢性病为何只能缓解，而无法彻底治愈？这些问题看似简单，深究起来，却十分复杂。就拿我自己来说吧，作为一名医生，行医近四十年，早年曾拜当地多位名老中医为师，后又就读于省中医学院学习四年，并多次在省、市大医院临床进修学习，从一名中医学徒做到副主任中医师，在当地也算是小有名气。看似资深，但我认为自己依旧只是个医匠，难成医生。究其原因，是因为不知道人的生命内涵，所以，针对众多的疾病，只能修修补补，扬汤止沸，始终无法釜底抽薪，做到彻底治愈。特别是面对众多熟悉的病友，甚至自己的亲人，常被疾病折磨得死去活来，甚至英年早逝，心中总会产生无比的愧疚和遗憾。也曾几度想放弃从医，却又于心不甘。如何才能解开这些心结呢？

终于，我也开始生病了。众多莫名的症状，让我的治疗成了"按下葫芦起了瓢"。我下定决心，一定要寻找问题的根源。于是，我开始大量阅读各种书籍和相关资料。除医学书外，还包括文学、哲学、心理学等等。所读之书，都让我获益匪浅。特别是，当我读到弗洛伊德的心理学说时，更是茅塞顿开，从而让我找到了人生的意义。随着阅读的深入，我进一步认识到了人并非是简单的血肉机器，而是肉体、心理、灵魂的综合体。其中，心理又是占主导地位。为了进一步弄清心理在人生命中的作用，我又认真学习了心理学知识。当读完李中莹先生的《重塑心灵》、露易丝·海先生的《生命的重建》、伯特·海灵格先生的《爱的序位》，以及后来读到吴清忠先生的《人体使用手册》时，仿佛一下子豁然开朗，昔日许多的疑问，都一一迎刃而解。

就拿"人为什么生病"这一问题来说，虽然人生病的原因有很多，但健康状态低下是主要原因之一；而健康低下的原因，又是我们长期过度使用和错误使用生命的缘故。造成人们这一错误行为的根本原因是，我们所持有的错误健康观念，以及健康观念背后的人生观、价值观和世界观。因为观念导致行为，行为决定结果。要想彻底治愈疾病，或是不生病，就必须彻底纠正错误的行为模式和情绪模式。要想纠正模式，又必须从观念着手。解决身体问题是如此，解决人生其他问题，也是如此。

如何才能改变错误的观念呢？一般的方法如同鸭背泼水，难以取效。因为人的观念深藏于潜意识中，既看不见，也摸不着，又说不清、道不明，但又确确实实支配着人的思想、情绪和言行。它如同计算机软件内的指令，要想修改，就必须运用专业的技术手段。基此认知上创立的"三级根治模式"，就是运用中医的祝由技术结合心理学原理，来修正错误的观念。同时，结合其他的中医治疗技术，通过修理身体、修正行为、修炼灵魂，实现提升人的生命质量，激发人的内在自愈潜能，达到根治慢性病，健康长寿，并享受成功快乐幸福的生活这一人生最宏伟的目标。

写这本书的目的，也就是要与大家一起，分享这些年来我对人生的认知和感悟。在此，特别感谢家人的支持和同事、朋友们的帮助。更要感谢李中莹先生、露易丝·海先生、伯特·海灵格先生、吴清忠先生，如果没有他们明灯般的指引，我还不知要在诸多的困惑中摸索多少年，更没有这本书的出版面世。

孔克俭

2019 年 11 月

目　录

摄生*火花

1. 改变命运，治愈身体，就必须找到生命的密钥。

2. 积极的信念犹如一把金钥匙。它可以打开潜意识大门，释放人的生命潜能。

3. 苦难是人生的伤痛，也是人生的财富。

4. 单赢是愚蠢，双赢是聪明，三赢是智慧。

5. 身体要用物质来填补，心灵需要用"心"去满足。

6. 愚人追求肤浅的短暂的及时快乐，智者寻找发自内心深处的持久快乐。

7. 关注痛苦，你就会得到痛苦；关注快乐，你将会获得快乐。

8. 摄生是以正确的方法，快捷有效地实现人生意义。

9. 天使会飞，不仅仅是因为有双翅膀，更重要的是没有包袱。

10. 感官是生命的工具，而不是生命的主人。

11. 观念导致行为，行为决定结果。

12. 过去的观念造就今天的人生，今天的观念造就未来的人生。

---

* 摄生，就是教会你寻找疾病的根源并激发身体潜能，适当配合药食物，来治愈自身疾病的方法。

13. 客观条件不易改变，我们无法选择；主观自我可以改变，需要从现在开始。

14. 改变自己的首要条件，是要学会真爱自己，克服自卑和内疚。

15. 事情的结果我们无法选择，但对事情的态度我们可以改变。

16. 好的事情，我们可以往更好的方向去想。不好的事情，可以想象好的一面。

17. 每一件痛苦的记忆，都是一个沉重的包袱；每一个快乐的记忆，都是一份轻快的动力。摄生从抛掉包袱增添动力开始。

18. 爱是对胸中涌动的暖流满怀谢意。爱是尊重、赞同、信任、喜欢、保护、感激，并从中获得内心的平静。

19. 爱是为了促进自我和他人心智成熟，而又具有一种自我完善的行为。

20. 爱的愿望不等于爱的行动，真正的爱是行动，是基于灵魂的行动。

21. 凡事尽心尽力就是价值。

22. 来自周围人的过度关注，会阻碍当事人的心理成长。

23. 因为世上没有完美的东西，所以，追求完美是件很负累的事。

24. 世上没有绝对的对错，有的只是看问题的角度不同。

25. 改变是一个痛苦的过程，就像患病必须吃药打针做手术一样。

26. 改变自我的目的是要扫除前进道路中的障碍，而不是消除前进的动力。

27. 是头脑控制你，不是你控制头脑。

28. 不要让过去的痛苦和不幸困住了你今天的手脚。

29. 宽恕别人的目的也就是为了解脱自己。

30. 有什么样的信念就会有什么样的感觉。

31. 修正模式，回归正确的人体使用方法；纠正观念，采用正确的疾病处理方式。

32. 今天在拼命赚钱，明天将拿钱买命。

33. 所有的医生，充其量也不过是人体内部医生的助手。

34. 选择便是能力，选择的余地越多，能力也就越强。

35. 情绪是人生的动力，也是人生的阻力。

36. 审视观念，这个观念能使你成功快乐吗？如果不能，就考虑是否该换个观念了。

37. 抱怨事情超出预料之外的实质，是不让自己成长。

38. 灵活地运用一切时间，而不必执着在某一件事情上。

39. 信念是人生的工具，因而只能由人来操纵信念，而不能由信念操纵人。

40. 人之所以烦恼的根本原因是，被信念所操纵。

41. 自卑是一种讨厌自己、憎恨自己的思想反映。

42. 内心力量不足的人，依赖规矩或他人的迁就，否则就容易发火。

43. 自信心是获得成功快乐的基础。

44. 怀着抱怨的心态，会让自己停留在当前的困境中。

45. 成长是痛苦的，但痛苦之后是快乐。

46. 对自己的肯定是一种激励，激励可以产生更多更大的动力；对自己的否定是一种打击，打击的结果使自己失去动力。

47. 失败的痛苦，主要来自对自我能力的否定。

48. 害怕失败就是不让自己成长。

49. 神经元之间的网络连接数目，直接决定聪明的程度。

50. 让我们远离那些使我们出问题或感到痛苦的观念，就像远离那些让我们生病的食物一样。

51. 愈是顽固的坏习惯，愈是人生道路中的绊脚石，就愈要清除不可。

52. 情绪只是一种症状，解决情绪问题，必须从原因开始。

53. 人的内心矛盾，是来自于潜意识中的不同部分而各持己见，互不相让。

54. 心理问题并非来自问题的本身，而是对出现问题采取仇视、恐惧、排斥、回避、对抗的态度。

55. 我们既要治愈过去的病，更要预防未来的病。

56. 我们可以什么都相信，但千万不要迷信。

57. 愤怒的实质，是燃烧自己来取暖。

58. 生别人的气，是拿别人的过错惩罚自己，使自己难受。

59. 生自己的气，是将自己愈合的伤口重新撕开，让它鲜血直流。

60. 语言文字是传播知识的工具。同时，也是禁锢思想的囚笼。

61. 成功的定义，应该是达到了既定的有意义的目标。

62. 所谓失败，也就是在未达成目标之前就选择了放弃。

63. 生病是一种能力，症状是警报信号。

64. 缺乏理性的人是低等动物，缺乏感性的人是一台机器。正常的人，屁股坐在情理上，左手托着理性，右手托着悟性。

65. 悟性是一种超越时空的境界。

66. 凡事都要往最好的方面努力，但要准备接受最坏的结果。

67. 认为自己是龙、别人是虫，为自大；认为自己是虫、别人是龙，为自卑；认为自己有时是龙、有时是虫的，自大自卑兼而有之；认为自己是龙、别人也是龙的才是真正的自信。

68. 会赚钱的人多如牛毛，会用钱的人凤毛麟角。

69. 读书读到无字处，治病治在未发时。

第一章　根治慢性病的目标和原理

我们不仅需要一份人体使用说明书，更需要一套正确的健康理念。

第一节　探索生命的本质

摄，有养育、保护、管理、维修、使用的意思。生，指人的生命。人最宝贵的是生命。因为生命只有一次，所以需加倍地呵护与保养，一旦出了问题就必须精心治疗。可是，我们虽然都很尽心尽力，但效果还是难尽人意。究其原因，并非仅仅是技术的欠缺，而是对人的生命认知肤浅，以至于在使用、保养和治疗上经常出错。我们只知道力争将事情做好，但忘记了在做好之前首先必须做对。

一、人体使用说明书

人是当今世界上最先进、最复杂、最精密的智慧生灵。人的生命无可比拟，就目前的科技能力而言，想彻底弄清很难。有人说过，如果将全世界所有的科学家及科研经费都集中起来，专门研究人的生命，可能需二十多年才能弄清。而按照现在的研究进度，可能需几百年甚至上千年，还有一个相当漫长的等待过程，但如果不清楚生命的本质，又何谈保养与治疗呢？

其实，我们都有过相同的经验，对买回的每一件电器在使用前先要读一读产品说明书。而说明书里大约分四个部分，即系统概论、使用方法、可能出现的故障及维修方法。其中系统概论中描述的是该产品的基本构造和工作原理，并据此提出正确的使用方法，当错误使用时可能出现的故障及排除故障的维修处理。在这里，只有清楚了其构造和原理才有可能提出正确地使用方法。而只有正确地使用产品，才能少出故障，即便偶尔出了一点小小的故障，依据其构造和原理进行维修也是很容易的事。作为产品的使用者来说，只要按照正确的使用方法使用和保养，该电器的使用寿命一定会达到设计者的预定时间，甚至更长。反之，若经常错误操控且不加以保养，就会因事故频发而缩短其应有的使用寿命。人也是一样，只有我们清楚了生命的构造和原理后才会制订出正确的使用和保养方法，而按照正确的方法使用保养，人一定可以活到该活的生物年龄，达到健康而长寿。

二、计算机的感悟

我们知道，一台计算机并非只是硬件的拼凑，而是硬件、系统软件、应用软件等有机结合才会产生功能作用的。其中，任何一方出了问题都会影响其正常的使用。人的情况也与之类似。人，并非简单的血肉机器，而是肉体、灵魂、心理三者的统一体。在这里，肉体类似硬件，灵魂类似系统软件，心理类似应用软件。灵魂和心理在中医被称为"元气"和"元神"。元气藏于丹田，元神藏于大脑，且"神""魂""魄""意""志"分别隶属于心、肝、肺、脾、肾五脏，以支配脏器及全身功能活动。灵魂（元气）与生俱来，是支配生命活动的原始动力。可以说一具没有灵魂的肉体是失去生命的空壳。许多没有大脑的低级动物，其生命的基础就是灵魂。它们依靠动物的本能而活着，其生命质量很差，反应迟钝，完全没有主观能动性。当动物进化到一定的程度时就产生了大脑，大脑的出现为心理（元神）的活动奠定了生理基础，而心理的作用就是在动物本能的基础上让机体对外来刺激做出迅速反应，以提升生存质量。人为动物之最，其心理发展到动物的最高阶段，不仅仅具备了意识，而且还有思维、自觉和联想等等，从而大大地提高了人的主观能动性。

三、意识与潜意识

心理，是头脑功能的延伸。我们头脑的功能，从运用的角度看，有两个状态，即意识和潜意识。在潜意识状态中，能被运用的能力远远超过意识状态中能被运用的能力。

意识状态是在觉醒状态下的觉知。当我们在看、听、说和思考时，我们能够意识到自己正在看、听、说和思考。但意识状态的能力十分有限，（与潜意识相比较）一般来说，它包括以下两点：

第一，运用五官和四肢与外界沟通，接受或发出信息。

第二，由大脑皮质进行认知和思考工作。

而这些工作往往可以在潜意识的控制下进行，意识可以是一无所知的。

潜意识则隐藏在内心深处，一般的情况下很难表现。弗洛伊德将人的心理比作一座浮在海面的冰山，露出水面的只是很小部分，代表意识。而藏在水下的大部分则代表潜意识。人的思维、言行举止，特别是情绪，很少被意识所控制，绝大部分是被潜意识主宰，而且是主动动作，本人并未察觉到。

人的潜意识可以分为低层潜意识、中层潜意识、高层潜意识。其低层潜意识的内容，是关乎本人的动物本能（各种潜能）冲动、驱力、机械生物反应。如心跳、呼吸、消化、免疫、荷尔蒙的分泌等等。

中层潜意识的功能很多，如出生以来所有的记忆、知识、信念、图式、能力的储存，对所接受资讯的认识，裁定意义的过程与思考、分析、推理等意识的运作。还有心理状态的各种功能，包括情绪和感觉的转变及运用等等。

高层潜意识是灵感、直觉、洞见、悟道，以及神圣、慈悲的世界。

在潜意识的能力中，有一部分可以提升到意识的层次，这一部分也就是每一个人可以发挥潜能或者增长能力的部分。

意识是我们知道的部分，潜意识是未知的部分。它们之间的关系是既分工又合作。正如查尔斯·克雷布斯博士所说："你的身体在不停地工作，其过程远非我们脑的意识部分所能处理的。简单的站立，你的身体有数以百计的肌肉，各自处于不同的收缩和舒张的状态，来使你能够站立，每秒钟它们发出的信息有 500 万~1000 万。这些信息的绝大部分直接深入潜意识，只有极少部分送达意识而让我们感知。"

"你告诉你的身体站起来，这个简单的指令由意识传达给潜意识的活动机制部分，指令你的肌肉去收缩配合，使得你的身体能够站起来。这个动作需要数以万计的感官资讯。然而，你只要意识到你已经站起来便够了。"

"当你走路时，起步的决定是由意识支配的。一旦开始，你就可以把思想完全放在其他的事情上，因为你的潜意识已经接手控制身体步行的工作……"

"所以，当我们以为我们控制了身体的活动时，我们其实所知甚少。极大部分的身体活动是由我们的潜意识所控制，而它的目标是生存。"

其实，不仅仅是身体的运动，包括我们的思想（人的内部语言）、言语、情绪和行为等等从表面看来是由意识决定，实质上都是被潜意识所控制。

意识可以休息。当一个人无需再与外界联系的时候，特别是在睡眠时，意识便全面休息。而潜意识则无时无刻不在一直工作，只有当一个人死亡的时候，潜意识才停止工作，所以潜意识无时不在。

潜意识可以直接支配意识，可意识却不能直接与潜意识联系。但可以运用一定的方法间接作出推动，甚至控制。

由于潜意识是身体中沉睡的巨人，因而，我们对心理的认知、研究、控制和运用主要是在潜意识领域。因为潜意识的内容是意识的三万倍，其中有许多尚未被人类知晓的宝藏一直被闲置，到死都没能用上百分之一二。

四、心理状态与生命质量

虽然人的寿命的长短及生命质量与基因有密切关系，但与一个人的心理状态也密不可分。

一个健康良好的心理状态会帮助本人正确地养育、维护、保管和使用自己的生命。它不仅能够将自己的人生价值发挥到极致，而且还能及时地发现和修补自己基因密码中的漏洞和瑕疵，从而让自己成功快乐、幸福健康地活到造物者所设定的生物寿命。与之相反，一个不良的心理状态会使人损害自己的生命。它让自己经常过度使用和错误使用身体，以致原本可以活到120~160岁生物寿命的身体半百而衰，或者疾病丛生，甚至半途夭折。从而使他们的人生价值低下，总是听从环境的摆布，经常怨天尤人，或感情婚姻饱受挫折，或亲子教育不如人意，或人际关系总是紧张，或事业发展难以为继，或物质金钱匮乏，贫困潦倒。人也总是笼罩在沮丧无奈、失败和痛苦之中。

第二节　生命质量的提升

一、目标的启示

哈佛大学有一个非常著名的关于目标对人生影响的跟踪调查，对象是一群智力、学历、环境等条件都差不多的年轻人。调查结果发现：

27%的人，没有目标。

60%的人，目标模糊。

10%的人，有比较清晰的短期目标。

3%的人，有十分清晰的长期目标。

25 年的跟踪调查发现，他们的生活状况十分有意思。

那 3%的人，25 年来几乎都不曾更改过自己的人生目标，他们始终朝着同一方向不懈努力。25 年后，他们几乎都成了社会各界的顶尖成功人士。

那 10%的人，大都生活在社会的中上层。他们的共同点是，那些短期目标不断地被达成，生活质量稳步上升。他们成为各行各业中不可缺少的专业人士，如医生、律师、工程师、高级主管等。

那 60%的人，几乎都是生活在社会的中下层，他们能安稳地生活与工作，但都没有什么特别的成绩。

剩下 27%的人，他们几乎都生活在社会的最底层。他们的生活过得很不如意，常常失业，靠社会救济，并且常常抱怨他人，抱怨社会。

调查者因此得出结论：目标对人生有着巨大的导向性作用，成功在一开始仅仅是一个选择，你选择什么样的目标就会有什么样的成就，就会有什么样的人生。

人生需要一个明确的目标。摄生也同样如此。摄生的目标是提升人的生命质量。

二、提升生命质量

所谓的质量应该包括质和量两个部分。质，是本质，质地。量，是体积，数量。

人生的质量，也包含两个部分：一是身体的质量。体质有强弱之分，寿命有长短之别。二是生活的质量，生活有好坏不同，幸福有多少之差。提升人的生命质量就是在身体上让病残虚弱变得健康强壮，让生命活到人的生物寿数；在生活上让婚姻幸福，家庭美满，事业成功，物质丰富，人际关系和谐，子女健康快乐地成长，并实现人生的最大价值。在此，提升生命质量应该着重于以下两个层面。

（一）在身体层面的目标是提升身体的健康水平，治愈顽固的慢性疾病。由于众多的慢性病是降低人们生活质量，减少人的生物寿命的主要原因之一。因此，提升身体的健康水平就是要预防和治愈慢性病，而治愈了慢性病就可以使人健康长寿，就可以提升人的生活质量。

（二）在心理层面的目标是提升心理的健康水平，并过上幸福快乐的生活。由于心理健康水平低下，以致不少人产生了过多的消极观念，导致我们缺乏相应的知识和生活能力，使得我们的人生道路遍布荆棘和坎坷，也使得众多慢性病只能缓解而不能根治。因此，只有提升心理健康水平，才能改变众多的消极错误观念，才能提升我们应有的生活知识和能力，才能根治慢性病并过上幸福快乐的生活。

三、健康的心理是人生成功的基础

我们看不到风，但可以从树的摆动中知道它的去向。心理也是这样，虽然看不见它，但可以通过人的思想、态度和行为模式来知晓。健康的心理模式应该具备以下六点。

（一）思想态度——处理生活中各种事情的态度

1. 面对所有的人、事、物都抱着"三赢"的态度。你好，我好，大家好。

2. 经常怀着"我如何能做得更好"的态度。

3. 经常思考如何提升自己的能力。

4. 在困难时能刻苦坚持。

5. 保持灵活的态度。

6. 有创意和幽默感。

（二）学习提升——保持与时俱进、乘风驭浪的能力

1. 对很多的事物都有兴趣。

2. 有效地运用本人的思考模式［神经语言程序学（NLP）中的内感官部分］来做工作和学习。

3. 努力掌握各种学问和知识。

4. 多问"为什么"和"如何"。

5. 不满足于简单的答案而想了解更多。

6. 有尝试的勇气和行动。

（三）自我管理——有效率地照顾自己的人生

1. 自己可以做的不假手于他人。

2. 自己想要的自己去争取创造。

3. 以自己可以照顾自己为荣。

4. 在思想上和行动上爱护和尊重自己。

5. 有效安排自己要做的事。

6. 良好的时间管理能力。

（四）人格发展——有效地把自己在这个世界里进行定位

1. 认识自己拥有和未拥有的能力。

2. 能够改变妨碍自己成长的信念。

3. 具备有效的思维能力——总是维持着可以接受学习与成长的空间。

4. 肯定自己的资格与别人一样，也肯定别人的资格与自己一样。

5. 尊重每一个人，包括本人的能力界限。

6. 认识和珍惜自己能够影响整个世界的能力。

（五）情绪智能——做自己情绪的主人

1. 明白情绪确实来自本人的信念系统。

2. 认识和接受自己的情绪。

3. 具备管理自己情绪的能力。

4. 关心别人的感受。

5. 明白负性情绪的正面意义。

6. 能够接受失去。

（六）人际沟通——有效地与其他人相处

1. 具备有效表达自己意思的能力。

2. 能够主动与他人接触。

3. 接受其他人与自己的不同之处。

4. 能够妥善处理别人的不良行为。

5. 能够面对公众说话。

6. 良好的谈判辩论能力。

四、不良心理模式容易导致疾病

当然，如果我们能够拥有以上健康的心理模式，我们的人生必定是成功快乐和健康长寿的。事实上，人们所有的痛苦、不幸、困惑、失败、贫穷和疾病，都源自于不良的心理模式。就拿疾病来讲，现代科学研究表明，人的生物寿命应该是 120~160 岁左右，然而这个诱人的数字对于众多半百而衰的人们，如"三高"、癌症、心脑血管病等疾病，不亚于是一道可望而不可即的雨中长虹。而让人们半途夭折的主要原因是那些难以治愈的慢性病，虽然我们的科学飞速发展，但几十年来，那么多难以治愈的慢性病依然是一个都没有解决。究其原因，是我们对人的生命认知肤浅，从来也没有找到慢性病的深层根源。既然如此，不能根治慢性病也就成了顺理成章的事。而慢性病的内在根源就是不良的心理模式。

五、寻找生病的原因

我们知道，一栋房子必须具备土地、砖石、灰砂、木材以及人工和时间等多种因素有机结合才能落成。如果抽掉其中的一两个主要因素，房子就不能成为房子，而是一堆材料。人的疾病也是多种因素结合而产生的，有先天的遗传因素，有后天的生活失调；有外在的地理环境，有内在的摄生保健；有主观的健康观念，有客观的社会条件等等。概括起来分为内因和外因两个部分。就辩证法则而言，外因是变化的条件，内因是变化的基础依据，外因通过内因而起作用。就像鸡蛋变小鸡一样，一只新鲜的受精卵必须有相应的温度、湿度和既定的时间才有可能变出小鸡。然而，再好的温度、湿度和时间永远也不可能让一块石头孵出一只小鸡来。

我们在寻找疾病的原因时，往往只关注致病的外在因素。如"六淫""细菌""病毒"等，却很少去寻找致病的内在因素。即便涉及内在因素，也是忙于寻找内在的客观原因。如"七情"致病是外在的人、事、物诱发的，疾病的症状是由脏器组织发生功能性或器质性改变而造成的。但情绪又是来自于哪里呢？为什么外在的人、事、物能通过情绪诱发疾病呢？又是什么原因导致脏器发生功能或器质性的病变呢？因为没有追根寻源，所以几乎所有治疗都囿于现象，很少能直达实质。这也是许多疾病难以彻底治愈的根源之一。

六、正气不足是生病的内因

《内经》有云："正气存内，邪不可干，邪之所凑，其气必虚。"这里的"邪气"指的是"六淫""七情""细菌""病毒"等外在致病因素，而"正气"则是指人的内在健康状况。一般来说，单纯的外因是不足以使人生病的，只有在人体正气不足的情况下感受外邪入侵才会生病。这是因为人类与细菌、病毒均是大自然的产物，共同生活在地球上。而风寒暑湿燥火是人类赖以生存的必要条件，喜怒忧思悲恐惊是人类情绪的自然表达，只要自己正气不虚，它们从来都与人类相安无事。

七、健康状况低下的原因是错误的行为模式

说到正气不足，健康状况不好，很多人都埋怨先天不足，或后天的生活条件不好，却很少去检查自己的生活模式和情绪模式是否出了偏差。其实，人的健康状况不好主要是自己造成的。如饮食无节、起居无度、喜怒无常、过度劳力、神劳、房劳、吸烟、酗酒、纵欲、熬夜等等。将躯体变成感官的奴隶。该做的不去做，不该做的偏要做；该吃的不吃，不该吃的胡乱吃；该想的不想，不该想的非要想。当你长期透支身体，甚至错误使用身体时，就必然会导致身体气血亏虚、经络阻塞、阴阳失调、脏腑功能紊乱或造成实质性的损伤，也正是这种低下的健康状态，给了"邪气"以可乘之机，疾病就此炮制出来。

据世界卫生组织的一项统计表明：在人的健康因素中，遗传占15%，社会因素占10%，地理条件占7%，医疗条件占8%，自我保健占60%。从这里我们可以看出，自我保健是人体健康因素的主要部分，而我们的健康意识则又是来自于本人的健康观念。因为人的一切思想意识和言行都是由观念支配的，个人的健康观念正确与否，是决定其自我保健意识的关键所在。

八、错误的行为源自错误的健康观念

在这里，过度使用和错误使用身体是导致慢性病产生的行为模式。而这个行为模式背后的错误健康观念才是导致慢

性病的深层根源。因为观念决定行为，而行为产生结果。由于人们的自我价值不足，不懂得应该如何去爱护和尊重自己，才让原本可以使用百年以上的身体半百而衰，或疾病缠身，甚至过早夭折。因此，要想根治慢性病就必须从慢性病的深层根源做起，努力提升自我价值，做到真正的自信、自爱和自尊，学会正确地使用、维护、保养人体的方式方法，时刻注意节省生命的能量，以不断地提升人体的正气。当身体的正气提升了，健康状态增强了，治愈慢性病也就成了很容易的事。

九、只有改变信念才能改变行为

虽然有时候我们也知道一些行为不对，对健康有害，也都想改正，但也是止于想想，并未真正落实到行动上。究其原因，是这些行为的背后有着强大的错误信念支撑着。理性告诉自己想改变错误行为，但它属意识的范畴。然而错误的健康信念来自于感性，属潜意识范畴。潜意识的力量是意识的三万倍，理性在感性面前是蚂蚁撼树，所以改变不了。

一些错误的信念，包括"对酒当歌，人生几何"（醉生梦死追求感官享乐），"生死有定，富贵在天"（丧失主观能动性），"人生在世，吃喝二字"（狂吃滥喝的饮食行为），"有钱能使鬼推磨"，"男人不可一日无权"，"胜者王败者寇"（过度追逐金钱、权利、地位），"人生当立功，立言，立德""毫不利己，专门利人""生当作人杰，死亦为鬼雄"（过度消耗生命能量），等等。如果不从这些错误的信念改变着手，想改变过度使用和错误使用身体的行为模式，就像让你徒手拉住正在行驶的大卡车，是万万不可能的。

十、身体具有自愈性

在许多人的信念之中，医生应该是救命的天使、祛病的圣手，所以一旦患病后过分地依赖医疗，完全丧失了自己的主观能动性。其实，几乎所有的疾病都是身体自己治愈的，而医生只不过是提供了一些专业帮助而已。比如说，我们都有过手足皮肤被碰破的经历，微小的创口一般都懒得去理会它，过了一些时候，伤口就结痂自愈了。如果是大一点的创口就去医院，而医生能做的也就是止血、清创、缝合后再涂抹一些消炎粉之类，或打上几天的消炎针。其实，医生的这些手段也不过是协助而已，所有的创口修复和组织再生工作，都是由身体自己去完成的。再高明的医生也不可能让创口在一两天内完全愈合。身体表面的伤口如此，身体里面的脏器修复也是如此。这种自动修复能力又叫作自愈潜能。

根据最近的一项来自德国的科学研究发现，人体有很强的自愈潜能。当人感到不适或生病时，人体就会从自身的"药柜"中找到 30~40 种"药"，从而治愈 60%~70%以上的疾病。这个治疗过程发挥作用的是荷尔蒙、腺素、酶、免疫抗体等。然而我们发现，即便是同样的疾病，有的人很快康复，而有的却迁延难愈。究其原因，并非是自愈潜能的问题，而是每个人的条件有差异，从而影响着自愈潜能的有效发挥。

十一、自愈需要具备条件

身体的自愈就像修房子，除了技术外还需要许多条件。如足够的经济基础和时间，还有各种修复材料、水电供应、道路畅通、天气等等。只有基本条件具备的情况下，修复才有可能如期完成。如果其中一两个方面出了问题，修复就会延期，甚至被搁置。人体的修复也涉及到诸多问题，如营养、休息、运动、医疗等等。如果是小病小伤也就没这么多讲究，如果是慢性病的康复就不是那么简单的事。之所以众多的慢性病难以治愈，就是因为上述问题未得到很好的处理，让身体这个"巧妇"难为"无米之炊了"，使修复工作难以顺利地进行，或者搁置，甚至恶化。

我们知道，材料是修房子的物质基础，如果材料短缺，会导致房子的修复延期或搁置。人体的修复需要许多的材料，如荷尔蒙、腺素、酶、抗体、愈合因子等等，假如这些材料短缺，疾病就会迁延难愈。所有的修复材料都被中医称为"正气"。虽然这些正气是人体内部自动化合生成的，然而，它们的生成却需要足够的动力和原材料。几乎所有的原材料都源自于我们日常生活中的饮食，只有在饮食中营养物质充足并被吸收的情况下，正气才有可能充足。如果我们有不良的饮食习惯，错误的饮食内容，就会导致人体内营养失调。一方面因缺乏营养而使正气生化无源，另一方面又因摄入了过多的垃圾变成了继发性致病因素，而不良的饮食习惯和错误的饮食内容都是源自于错误的健康信念。

十二、自愈需要时间

正常的情况下，身体的自愈需要一定的时间，如果条件不好，修复就会延期和搁置。皮肤创口的修复一般需要5~7天，但如果是正气衰败的糖尿病人，修复可能就要花上数个7天。内脏疾病较皮肤创口复杂，修复需要的时间可能更长。其实时间的长短还不算很大的问题，关键是在修复的过程中还往往伴随有许多令人难受的症状和体征，如发热、咳嗽、咳痰、头昏、倦怠、消瘦、腹胀、泄泻等等。同时常规检查中也会出现许多异常指征。面对这些，一般人都手足无措，认为自己"病"了，于是纷纷寻求医生的帮助。

许多医生虽然在理论上承认人体的自愈能力，但实际上对这种能力并不信任。对于皮肤创口修复时出现的疼痛、渗出、水肿、化脓、结痂，以及痂落后留下的疤痕等现象还有一些正确的理解，并能够作出令人信服的解释。但对内脏修复时出现的种种症状和体征，因认识模糊而心存疑惑。在"症状和体征就是病"的思想指导下，用药物对身体横加干扰，不惜以中断修复过程的代价来换取身体和心理上的舒服。其结果是症状消失了，但病还在。这恰似掩耳盗铃。其结果是养虎为患，让疾病搁置，拖延或者加重。

第二章　根治慢性病的过程

不可以一朝风月而昧却万古长空
不可以万古长空而忽略一朝风月

第一节　关爱身体是一生必修的功课

一、重新学习

我们身体的诞生好比父母赠送的一辆新车。虽然这辆车的设计使用寿命为120~160岁，但由于粗心的父母们在送车的同时，没有传授正确的驾车技术和保养技术，导致我们在未取得驾照等合法的驾车手续及保养技术的情况下，驾着这辆新车仓促地挤上了人生的高速公路。在前辈们错误示范下，在自己错误的观念引导下，长期过度使用和错误使用身体这辆车，让原本健康的身体故障频出，疾病丛生。以致正值盛年的生命或半百而衰，或过早夭折。过度使用身体的结果是生命能量的过度消耗，气血亏虚，入不敷出。而错误使用人体的结局，是人体脏器发生功能性障碍或器质性损伤。虽然人体具备自我修复能力，但由于缺乏气血能量等动力和材料，才使得修复延期或搁置，让身体长期处于各种慢性病的折磨中煎熬。而根治慢性病的过程就是对生命的自我拯救过程。

这是一个重新学习的过程，也是补课的过程。一是学习正确使用人体，考取生命的驾照，防止继续制造新的疾病。二是为了治愈旧的疾病，而学习保护、调理、修养身体的方法，为身体的自我修复创造条件。

所以根治之说有二：一是治病必须从根源上进行；二是病愈后不再复发。其实也就是一个意思，当我们彻底消除了疾病产生的根源后，病也就自然不会再复发了。虽然我们的自然科学飞速发展，几十年过去了，但众多的慢性病如高血压、冠心病、糖尿病、尿毒症以及各式各样的癌症，依然只能控制而没能得到根治。其原因是我们并没有找到它们产生的真正原因。我们总是将探索的目光向外处寻觅，希望将来的某一天能找到攻克慢性病的妙药神方。其实，只要回首就会发现，原来一直苦苦寻找的神医就是你自己，妙药也就在自己身上。而当初却相信在更远的地方，正所谓"千里迢迢去寻春，芒鞋踏破岭头云。归来闲对梅花嗅，春在枝头已十分"。

二、学习的侧重点

人的一生大致可以分为三个阶段。25 岁以前是求知阶段，25~50 岁是进取阶段，50~70 岁是保守阶段。摄生的学习应该根据人的不同阶段而采用不同的学习方法和侧重点。

25 岁以前是长身体、长知识的时期，也是生命的旺盛期。这个时期的摄生目标主要是建立一个正确的健康观念，掌握相应的摄生知识，培养良好的生活习惯。在婴幼儿时期，可以由父母在专业老师那里学来摄生知识，然后言传身教给子女，树立一个好的榜样，创造良好的摄生环境。到了儿童至青年时期，则由本人亲自到专业老师那里学习，并在家长、老师和同学们的督促下养成良好的工作、学习、生活习惯。

25～50 岁是进取时期，也是建功立业、成人成才时期。这个时期的摄生目标，是要树立一个正确的健康观念，包括健康观念背后的世界观、人生观和价值观。学习摄生知识，改变不良的生活模式和情绪模式，在专业老师的督促下按时完成作业，让摄生像吃饭睡觉一样成为日常生活中不可或缺的部分。

50～70 岁是保守时代。这个时期健康明显下降，疾病丛生，干什么事都是心有余而力不足。这个时期的摄生目标，是寻找健康低下的深层次根源，修正错误的身心反射模式，改变不良的生活嗜好及作息规律，休养生息，增源节流，蓄积气血能量以激发人体自愈潜能，为提升健康水平，根治自身的各种慢性疾病创造有利条件。

三、成长期

摄生是越早越好。在婴幼儿时期，父母就应该给孩子们营造一个良好的摄生氛围和环境。要做到这一点，做父母的必须以身作则，自己先学好摄生，一方面对自己有益，更重要的是对孩子有益。因为环境形成习惯，习惯造就性格，性格决定命运。也就是说，一个人的性格基本上是幼年时期的环境所决定的。这个时候，如果能让孩子建立一个正确的健康观念和良好的生活习惯，不仅事半功倍，而且让他们的整个人生都受益无穷。因为幼年到童年时期是孩子们观念形成的重要时期，父母是他们心中的上帝。父母的言行会深深地烙在他们的潜意识中，并且影响他们的终身。所以为人父母千万不要因工作忙，生活压力大，或是嫌麻烦，忽视了孩子的摄生教育。每一对父母都希望自己的孩子身心健康，能幸福快乐地长大成人，并平平安安地度过一生。而孩子的身心健康并不能只是停留在父母的愿望中，必须身体力行地落实到行动中。这就需要父母们辛苦地付出。当然，在给孩子们摄生的同时也是在给自己补课。这一举两得之事何乐而不为呢？

到了儿童学龄期后，孩子们的学习任务重，压力大，许多家长和老师怕影响他们的学习成绩，可能会放弃或放松摄生学习的督促。其实，这是一种极其错误的观念。其一，摄生学习不仅不会延误孩子们的学习成绩，反而有很大的促进作用。因为"磨刀不误砍柴工"。摄生可以让孩子们的身体好，精力旺，可以提升记忆力和理解能力。因为摄生教会你如何科学用脑，以提升用脑效率。其二，学校教的是知识，摄生也是知识，而且是课堂上学习不到的知识。人生学习的知识很多，包括身心健康、情感婚姻、人际关系、事业发展、亲子教育、物质财富等等。只有这六个方面的知识充足，才会具备综合能力。人生才有可能获得一个整体的生命素质的完善。而学校课堂所教的知识，只是其中很小很小的一部分。有了以上两点，家长们应放心大胆地让孩子们学习摄生课程。况且，当你们的孩子学好了摄生，长大以后可以将正确使用身体的方法传给他们的下一代，让你的子孙们在健康家族中幸福快乐，长寿地生活着。为此，投入一点时间、金钱和精力是一本万利。

四、进取期

处于进取时期的我们是社会的中流砥柱。一是家里上有老，下有小，要当家主事。二是在工作上要挑大梁，集重活脏活累活于一身。三是社会竞争激烈，要学习的东西多。四是经济基础薄弱，要用钱的地方多，入不敷出。同时还有社会义务、朋友交际等等。总而言之一句话，时间忙，压力大，金钱少。许多人会以此为由而放弃摄生。同时还认为自己年轻，精力充沛，又没有病，摄不摄生没关系，等以后有了条件再说。其实，这些都是错误的想法。前面说过，我们的身体好比一辆在人生高速公路上奔驰的车，而事业、爱情、家庭、金钱、地位等都是车上装载的货物。只有车况好，马力足，开车的技术高，又遵守交通规则，车跑起来又稳又快又安全。车上装载的货物在定额范围内尽量地多，而车的使用寿命也可以达到设计者的要求。如果车况差，马力小，开车技术又差，又不遵守交通规则，又要超载超速，其结果可想而知。要么是趴窝不动，要么车翻货散，能使用十年的车，顶多到了三五年就要报废。当然，车废了还可以再买辆新的，人要是废了，再多的钱也买不回来。

如何让生命这辆车车况好、马力足、开车的技术高呢？唯一办法就是摄生。所有的功业、名利都需要用大量的生命能量作为筹码来换取。由于人们的浮躁和无知，往往为博取功名而过度使用身体甚至不惜错误使用身体，让身体的气血能量提前亏耗，脏器过早地形成累积性损伤，体质快速下降，其结果往往是要么各种疾病不期而至，要么就是"过劳死"，让白发人送黑发人。造成这一现象的主要原因是错误的健康观念及健康观念背后的世界观、人生观和价值观。因此，摄生的首要任务就是彻底纠正这些错误观念，凡事量力而行，时刻注意节省生命的能量，让生命能量细水长流。虽然这个时候学习摄生会用去许多的时间、精力和金钱，但这些都是对身体的投资，而且这些投资都是一本万利的。它可以赚回更多的时间、精力和金钱。

五、保养期

人生过了 50 岁以后就应当抑制自己的野心，什么功业、名利等都要抛之脑后，留下一些时间和精力与命运造化之神抵抗奋斗。这个时候，一般的情况是家里的老人基本都送走了，孩子们长大成人了，工作中的重担子交给了年轻人，自己也慢慢地退居二线，再也不参与社会竞争，经济上也宽裕了不少。社会义务、朋友交际相对减少，空闲时间明显多了起来。随着各种压力的逐渐减轻，人也感到轻松不少。但是本人的健康状况却明显下降，很多时候感到力不从心，甚至各种疾病纷纷沓至。许多人开始意识到健康的重要性，于是纷纷寻找摄生保健的方法，想借助于摄生，让自己有一个健康的身体能幸福快乐地度过晚年。但是，许多人摄生保健一段时间后发现，摄生并非如自己期望的那样神奇。一是难以快速见到明显的效果。二是没病的"养"出病来了，有病的病越养越多。特别是刚刚退休的老年人，因而心生疑惑，大有停止摄生之意，转而投身于医疗。其实，这是对摄生的一种误解。

六、更换一种生活模式

提升健康水平，根治慢性疾病是摄生的目标之一。但这是一个缓慢的过程。处于保守期的身体就像一个经营不善的公司，不仅面临着巨额的债务，而且还在继续亏损。而摄生则是让公司换了一整套新的经营模式，通过一段时间的良性运行，已经扭亏为盈，并开始偿还债务。由于债务的数额巨大，还清债务尚需要时日，只要公司一直良性运营，一定能偿还全部债务，而且股东们还可以分到久违的红利。但如果公司不改革，还是继续坚持原来那一套亏损的经营模式，不仅还债无望，还会继续欠债，最终因为资不抵债而使公司彻底倒闭。

几十年来，我们在错误的健康观念指导下，一直是在过度使用和错误使用身体，才使得人体的生命能量被过度消耗，气血出现了严重的亏空，脏器被过度的磨损，再加上人体的自然老化，让原本健康的身体半百而衰，疾病丛生。虽然人体具有自我修复能力，但修复的启动和继续需要许多的条件。其中最主要的是动力和材料，而获取这些动力和材料的最佳途径就是摄生。摄生是通过增源节流来积攒生命的能量，制造和增添修复材料帮助自身完成自我修复工程。但这一工程浩大，需要正确的方法和相当的时间。面对这一漫长的过程，用浮躁的心情是无法完成任务的。因而，只有静下心沉住气，按照正确的摄生方法，在摄生老师的专业协助下，坚持不懈地努力下去，假以时日，一定能有效地提升健康状况，根治顽固的慢性疾病。这是一个量变到质变的过程，也是修复身体、修正行为、修炼灵魂的过程，如果半途而废，余生就会在疾病的折磨下苟延残喘，或半途夭折，到那时也就悔之晚矣。

由于人体是一个复杂的机体，而摄生又是一个漫长的过程，在这漫长的过程中可能会出现许多这样或那样的问题。其中最大的问题，可能是在未摄生之前身体没有发现明显的病症，而摄生后出现了症状，甚至可能不止一个，或原本就有病症，摄生之后病情加重。到医院一检查，许多的理化指标超标。这样一来，一些人就会产生疑惑或恐惧，于是纷纷又停止摄生，转而投向医疗。其实，这是一个误解。事实上很多刚退休没有摄生的人也会出现这种情况。

七、摄生是一种积极的休息

现代人长期忙碌，身体的能量气血光是供应每天的消耗都不够，是没有能力对受损的脏器进行修复的。偶尔有机会休息几天，又急急忙忙地安排旅游或探亲。即便是没有出行，也是尽情地娱乐，生怕浪费了美好的休假时光。像这种休假，身体并没有休息。这种生活习惯，让身体的气血能量长期处于低迷的状态，是完全没能力对脏器进行修复，对体内的垃圾进行清理的，直到开始摄生。

摄生是一种积极的休息。在这个休息的过程中，气血能量开始明显地回升。这时，身体开始启动了修复机制。当身体开始进行器官修复时，必然会出现许多与平时不同的情况。就像修理房屋一样，有噪声、灰尘、场地一片凌乱，还有建筑垃圾等。身体的修复也与之相似，一是会产生一些令人感觉不舒服的症状和体征，如胃肠修复时会有腹部胀气，和连续几天的便秘或腹泻，或排便感觉异常，有时还会有胸闷心悸的症状。肾脏修复时，人会有疲劳乏力，眼泡浮肿，排尿泡泡多等症状。二是去医院检查，检查中许多理化指标会超高，如清理肝脏时，肝功能中的一些指数会急剧上升。清理肾脏时，尿中的蛋白指数会大量增加，如果按照医生们的诊断是"病"了，需要马上治疗。但在摄生的过程中，出现的这些问题就当别论了。因而，当我们在出现不舒服的症状时，首先应该想到的是这一阵子是不是摄生休息得比较好，身体内又是在对什么样的脏器进行修复，而不是立刻怀疑自己是不是病了。只要是积极休息造成的症状，多数是身体正在进行修复，多半不会出现什么问题。

中医认为，这一显现是"正邪斗争"的结果。由于摄生蓄积了一定量的正气，而正气激发了身体内部的潜能，在气机通过病变部位时与邪气发生了斗争，而斗争也必然要产生一系列症状和体征，像"战汗""冥眩"等。如正胜邪退，疾病痊愈。如正气不足以胜邪，就暂时作罢，等下次正气强盛再与邪争斗。

八、扶持人体正气

50 岁以上的人，身体有许多长期被搁置的问题。其中，包括已出现的和潜伏未出现的。而人体的五脏六腑是经常保持平衡的，各个脏器的能力和状态也都相差无几。当一个脏器处于虚弱状态时，其他脏器也好不到哪里去，只是出没出现症状的差别。在身体的修复过程中，身体依然保持这种平衡。因此，身体的修复工作是轮流进行的，每一个脏腑都提升一点能力，就转到另一个脏腑。一轮修完，再修下一轮，只要持续保持气血能力的上升趋势，这种修复工作会一直持续下去，直到所有的问题都解决，身体回到从前正常的健康状况。这种修复工作开始的每个脏器需要数天，甚至十数天的时间，然后再转到下一个脏腑。一轮下来，似乎身体一下子冒出了许多问题，简直是按下了葫芦起了瓢，令人有些手足无措。但是，只要明白了身体修复的原理，坚持摄生不动摇，下一轮的时间会短一些。随着问题一个个被解决，身体的能力会越来越好。这种周期也会愈来愈短，最后一两天转一个脏腑，甚至是一天转好几个脏腑。

身体出现了这些症状和体征，虽然是摄生过程中伴随的问题，但也够令人难受的。因此，除了明白其中的原理外继续坚持原有的摄生计划，还可以求助专业的摄生师，用中医的针灸、推拿等物理手段帮助解决问题，也可以使用扶助人体正气的中药或食物来协助人体，但千万不可以用损伤人体气血的中药，更不可以随便使用西药来消除症状。因为使用攻伐之药后，损伤了人体正气，干扰了修复进程，其结果是症状消失了，但病还在。恰似扬汤止沸，结果是养虎为患，让修复搁置，使病情拖延或加重。

九、让摄生从修正观念开始

其实，摄生就像汽车的保养一样，是终身的事。要想汽车的使用寿命到达或超过设计者所额定的年限，除了正确使用外，还必须善加保养。而要想过幸福快乐、健康长寿的生活，除了正确使用人体外，还必须持续摄生。早期的摄生学习重点是正确使用人体的方法。中期的摄生学习重点是预防过度使用和错误使用人体的方法。到了后期已是"亡羊补牢"。这个时候的学习重点是如何修复人体的方法。虽然每个时期学习的侧重点不同，但树立一个正确的健康观念，包括健康观念背后的世界观、人生观、价值观，则是贯穿整个摄生过程的重中之重。因为观念指导行为，而行为造就身体。一个正确的健康观念，造就的是一个健康的身体，而错误的健康观念造成的是一身的疾病。在此，让我们的健康从改变观念开始。

第二节　爱上你自己

一、停留在口头上的关注

"注意身体啊""保重身体""悠着点，当心身体"，从这些常用的关心口语来看，中国人的确十分关注身体健康。可惜的是，几乎所有的关注都停留在口头上。虽然许多人在理想上把健康摆在人生的第一位，但在实际生活中总是将事业摆在首位，接下来就是金钱、地位、爱情、家庭、荣誉、娱乐等等，而总也不见健康的位置。等到身体出现了明显的问题，严重地妨碍了生活的进程，才想到将健康的位置往前挪挪，那也不过止于想想，真正付之实际行动的并不多，只要疾病的症状稍有缓解，健康的位置又被抛到九霄云外去了。

二、身体的价值

记得 20 世纪 70 年代，在我们那个城镇里，如果有人骑上了一辆凤凰二六自行车，其荣耀不亚于今天的宝马、奔驰。倒也不是价格的高低，只是当年计划经济时代购车的指标难求，每年有数的几部名车指标自然是非常抢手，普通的老百姓根本难以问津。我们单位的李先生也不知道通过什么渠道，居然也弄上一辆骑着，这让周围一圈人着实羡慕不已。而他本人也是惜车如命，爱到了什么程度呢？打蜡上油保养不说，就那"几不骑"也够雷人的了：下雨天不骑，刮风天不骑，大太阳天不骑，路不好不骑，街上人多车多也不骑，甚至扬言，老婆可借车不借、有沟有坎车骑人……虽然此说有些夸张，但也足见此车在李先生的心目中的地位之高，价值之大。相较而言，我们的身体价值可就低多了。

理论上每个人都爱自己，但落实到行动上却远非如此。我们给身体吃没营养的食物，喝垃圾饮料，呼吸被污染的空气，住有毒的房子。我们经常透支身体，胡乱操作身体，当身体实在是支撑不住时，用一些发烧、咳嗽、腹泻症状提醒注意，我们却将它的善意当作娇气，用"速效"的药片、"神奇"的吊瓶，立马堵住其微弱的喉咙，唯恐其发出令人不快的呻吟。是的，我们的身体蒙上苍所赐，父母所养，像是白捡的一样，才不出众，貌不惊人，既得不到他人的羡慕，又得不到自己的欣赏，自然也就沦为思想上的廉价工具，感官的粗使奴婢。为什么会这样呢？从浅处看，似乎是有关身体健康的知识和能力问题，而深层次的原因却是自我价值的严重不足。

三、自信是自我价值的基础

自我价值的核心内容是自信、自爱、自尊。自我价值的不足就是缺乏自信、自爱和自尊。

自信是一份感觉，是信赖自己有足够的能力追得所追求的价值。自信的人，生命中总是充满着希望，从容淡定中有积极进取的精神，宁静安详里洋溢着身心和谐的力量。逆境里自信能帮助你逢山开路，遇水搭桥，保有一份不屈不挠的动力。顺境中自信帮助我们热爱并享受人生，提升着我们的价值，并造就着我们的未来。自爱就是爱护自己，自尊也就是自我尊重。

自爱和自尊，都是建立在自信基础之上。也就是说，一个人有足够的自信，才能培养出足够的自爱和自尊。因为事物的价值直接决定了你对事物的爱护和尊重的程度。就像前面所说的李先生的自行车的故事一样，而自信是依赖自己有能力获得所追求的价值，自己越有能力就越爱自己。能爱自己的人才会爱别人，而又可以获得别人回报的爱。能尊重自己才会尊重别人。同时，又可以获得别人的尊重。

自卑就不同了。自卑是一种厌恶自己、憎恨自己的一种思想反映，表现在行为上。在很多的人、事、物面前，自卑会把自己缩得小小的，拘谨、胆怯、卑微、苟且、犹疑、逃避，内心充斥着很大一种无力感。

自大者给人的感觉是把自己膨胀一个性情嚣张，目空一切、刚愎自用、霸气十足的大力神，在威风倨傲的表象下掩盖着一颗虚弱的灵魂，内心仍是一份无力感。这些都是自我价值不足的表现。

四、童年的教育

当今社会的我们，自我价值普遍不足，缺乏一个正常的成人应有的自信、自爱和自尊。而造成这一现象的主要原因是社会上流行的错误观念、传统的教育模式和现实社会环境，使得我们的童年成长过程中未得到足够的赞赏和肯定。

在我们连什么是"自我"都不知道时，就被望子成龙心切的父母们所挟制。他们的话被童年的我们当成圣旨。"不准哭""不可以发脾气"（让你不清楚内心的感觉）。"人家的孩子真有本事，你怎么就像个饭桶"（灌输自卑感）。"不要哭啦、你听讨米的捉伢来"（让你没安全感）。那时的哥哥姐姐是我们的上帝，如果他们不高兴，就会发泄在我们身上。他们会说这样的话："我等会向某某告你的状。"（向你灌输内疚感）"你只是个小屁孩，干不了这个。"（自卑感）"你没用，我们不和你玩。"（自卑感）"都是你的错。"（内疚、悔恨）诸如此类的种种灌输。当然，这些话对于成年人来说，是不会产生很大的作用，因为成年人的信息系统早已成形，对别人的评价都会有理性的思考和甄别，但儿童就不一样了。儿童的信息系统尚在建立之中，且儿童更是缺少理性的思考与甄别，面对父母、师长、哥、姐们按绝对权威对待。他们的话自然是全盘接收，并纳入自己的信息系统，成为性格中的重要组成部分，从而终身成为这些信念的奴隶。"不要相信陌生人"。长期持有这种信念造就孤独的性格。"你是男孩，男人是不可以哭的"，同样会造就隐藏感情的男人。"女孩应该文静，不可以乱跑"，造就害怕运动的女人。

当然，我们的父母也是好意，将他们从他们父母那里学来的东西尽数地传授给我们。他们也是无知的受害者，他们在并不知道童年心理成长特点的情况下，用对待大人们的方法来对待童年的我们。比如说，他们总是将焦点注视在孩子的缺点上，对优点视而不见，认为理所当然而不予肯定，生怕肯定会让孩子产生骄傲。因为他们的观念是"骄傲使人落后"。同时又为孩子定下过高的标准，将自己理想中的状态强加在孩子们的身上。如：遗憾自己没读上好大学，要求孩子一定要考上一类重点大学，并错误地认为标准越高越好。结果，孩子不清楚自身能力水平，也不懂得需要尊重和照顾自己，当达不到家长的标准时，便认为是自己不好、没用，不能给家长争气。诸此之类，不可胜数。其最后的结果是，童年时期的我们感觉被忽略，内在需求被忽略，经常被外在否定后又自我否定。当我们的内心被无力感牢牢控制时，我们就会有意无意地贬低自己，贬低自我价值。从而产生自暴自弃了。当一件东西的价值很低很低的时候，作贱自己也就不难理解了。

五、身体健康与自我价值并重

成年后的我们也经常感到自我价值的不足，也想千方百计地提升自我价值，实现自我价值的最大化。但在当今社会上流行的传统观念是自我价值的外在取向，也就是倾向于社会奖励，认为只有获得别人的肯定才有价值，而事业、金钱、地位、荣誉等恰好都是看得见、摸得着、比得了的东西，但健康并没有具备以上的特点，自然也就没有它的位置了。更可悲的是，人们为了追求事业、金钱、地位、荣誉，不惜以牺牲健康为代价，其结果是过度使用或错误使用身体，导致众多疾病缠身或过早夭折。

人生最重要的莫过于生命，因为生命只有一次。如果身体垮了，生命消亡了，再伟大的事业，再多的金钱、荣誉，再幸福的爱情、家庭都变得没有意义。而只有珍爱身体，尊重生命，摆正健康的位置才是我们唯一正确的选择。

其实，注重健康与提升自我价值之间并不矛盾，甚至可以说它们是相辅相成的。要知道，注重健康的目的是为了提升生命的质和量，而提升自我价值的目的也是为了生命的质和量，况且一个健康的身体更有利于提升自我价值，能够做更大的事业，赚更多的钱。而用牺牲身体为代价去换取那小小的价值，是以大搏小，本末倒置，恰似燃烧自己的大腿来取暖，太不值了。事实上，一个人的自我价值越高就越爱自己，而一个真爱自己的人必然自我价值高。

当然，人是高级智慧生灵，具有很高的主观能动性。人

应该努力提升自我价值，但在做出努力前，首先必须弄清提
升自我价值与摆正健康位置之间的关系，还必须弄清自我价
值的获取方向和方法。只有这样，才可以直截了当，少走弯
路，以最小的代价获取最大的成果。

　　自我价值的取向一般有两种，即价值的外在取向和内在
取向。所谓外在取向就是倾向于社会奖励的那种。但外在的
肯定又是在比较中产生的，除了极少数"成功"人士能获
得外在的赞赏外，绝大多数人与赞赏是无缘的。就像奥运会
百米赛跑一样，能够参赛的可以说都是尖子中的尖子，但一
场赛事下来，人们关注的只是夺冠者，哪怕你费了九牛二虎
之力，只要你不是冠军，是少有人注目的。因而自我价值的
外在取向就显得十分艰难。当然，这也是心理尚未成熟的孩
童式取向方法。而内在取向则是真正成熟的价值取向方法。
他们从自我奖励做起，无论做什么只求努力就行。他们的自
我价值就在于竭尽全力，用这样的方法获取自我价值就相对
容易多了。

六、提升青少年的自我价值

　　对于自我价值不足的青少年，父母、家人、老师和同学
对他们成长影响非常大，可以帮助他们重新培养自我价值。
其方法是制造机会，让他自己多做点事，帮助他（让他自
己）多做出来，让他多得到旁人的肯定和自己的肯定，也就
是让他尝试着做，在做的过程中积累经验（正反两方面），
经验多就会产生能力，但这些能力必须得到肯定（来自旁人
和自己），由此而产生自信、自爱和自尊。反复运用以上这

个程序，可以迅速增长人的自身价值。

七、提升成人的自身价值

已经成年，但自我价值不足的人，可以运用以下三个方法加以改善，并充分按照这个方法去做，一个人的自信、自爱和自尊便能够在一两个月内明显地得到提升。

（一）言出必行，言出必准

"言出必行"是指说过的话一定要去做出来。自己答应过的事别人尽可放心，因为自己一定完成。就算答应自己的事也一样对待。这里有两点注意：

第一，就算不是自己的原因，但仍属自己的责任。如因交通堵塞而迟到，但自己一定要为迟到而道歉，或缴纳迟到的罚款而不以交通堵塞意外为借口加以逃避。

第二，没有把握的事不要随便做出承诺，严格奉行"言出必行"的原则，也就是不要随便答应别人什么事。这样，为了能够迅速脱身而随口答应，因为心软或冲动而承诺的事会明显减少，自己也不会因欠别人的"心债"而感到不好意思，而内心无力、难过、后悔、内疚遗憾了。因此，你会有站得很稳、内心很有力量的感觉，别人也会因你说话算数对你放心，信任，因而尊重敬佩你。

"言出必准"指的是说的完全跟你内心的认知感觉一致。当别人问你屋里有几个人，你知道便说知道，不知道便说不知道，不能肯定便说不肯定，没有人什么都知道，所以不需要害怕承认不知道而被小看。如果说的话自己不能负责任，自己的内心是虚慌的，便不会有力量了。

"言出必准"的人，别人喜欢与他一同做事，因为觉得他可靠，很快，这样的人会被别人感到有力量。别人找人合作或做什么重要的事，都会优先想到他，所以他会感到很有自信。

一个做到"言出必行"和"言出必准"的人，身心合一，也与所处环境中的人、事、物有最好的关系，所以内心的力量很大。

（二）有所必为，有所不为

许多人年轻时精力旺盛，有很多抱负，想做很多事，但容易因失败而气馁，到头来发现是一事无成，甚至做了许多错事，带着一份无力感度过一生。因而有必要避免这种情况的发生。

能够区分什么事"必为"，什么事"不为"有三个标准。

其一，"三赢"是第一个标准，也是必须坚持的一个标准。只要是符合"我好、你好、世界好"的事不妨做，总也错不了，就算没有及时或直接的利益，也会有将来间接的利益。凡事都要想一想，对自己是否有害，对对方是否构成伤害，是否对其他人、事、物构成伤害，如果是的话，最好不要做。

其二，自身的"建设性"。"建设性"是事情能够产出累积的正面效果，每重复一次，自己的成长、学习和未来的成功快乐便多一分。如帮朋友招待外国朋友，可以提升自己的外语能力等。

其三，"量力而行"就是按自己的能力去决定做什么、做多少。这是爱护自己、尊重自己的表现。当然，每一次做什么事都比上一次的目标高一点，能让自己进步成长是好的，但不要做过分超出自己能力的事，要不然，活得将很辛苦。每天都活在高度压力、紧张、担忧、忙乱、无力之中，也许偶尔成功了一次，如果以此为榜样，将永远活在辛苦之中。要学会与身体对话，倾听内心的声音，清楚地认识到身体所拥有的能力和承认自己没有的能力，才是聪明的做法。

（三）接受自己，肯定自己

接受自己就是不要否定自己。否定自己的人，总会找机会证明自己不够好，否定自己的成就，或凡事追求完美，不允许自己有错。一个否定自己的人，总会有非常大的无力感。因为，这个人的大部分力量都在那个被否定的"自己"里面。同时，否定自己的人会容易否定别人，妒忌别人，对别人的成就看不过眼。这样的人也难以被别人肯定。

不接受自己的最典型的说法就是，"我必须不满意今天的成就，才可以在明天有更大的成就"。这是一种莫名其妙的逻辑。正确的说法是：我们必须对自己今天所做到的充分接受和感到满意，带着那份满足、感恩、喜悦的心情和成就感，明天便会有更大的动力和自信去发展得更好更多。这才是正确的态度。对自己的肯定是一种激励，激励可以产生更多更大的动力，而对自己的否定是一种打击，打击的结果使自己丧失能力。

八、用镜子信念法

还有一种自我价值的内在取向法，它可以直接改变潜意识中的错误观念。由于我们小时候从长辈处接受的消极信息以及成人后自己给自己挂上的消极标签都深深地烙在脑海深处的潜意识中。几十年来，一直让我们按其指令来思想和行为，造就了今天这低下的健康状态，产生无数疾病。这一切的根源来自于不爱自己、不尊重、不信任自己的这种信念（模式）。因此，有必要改变错误的模式，并用正确的信念（模式）代替它，具体方法如下。

找一面镜子，对着镜子，凝视你的眼睛大声对自己说："我愿意放弃以前那些消极的思想模式。"且重复十遍，然后再说："我爱自己，赞同我自己。"重复五十遍，早晚各一次，时间三个月至一年，越长越好。

做镜子信念法一定要注意以下几个问题。

（一）信心

许多人做镜子信念法效果不佳的原因就是不信。因为潜意识只接受它相信的一切，不信的自然会被拒之门外，连门都进不了，如何能有效。

（二）诚心

多一份诚心便多一份效果。十分诚心便会有十分效果。你若怀疑便会失败，因为怀疑会使其走向反面。

（三）耐心

缺乏自我价值是几十年慢慢形成的，因而改变也非朝夕之间的事。潜意识如同一个湖，一次正面的意念如同扔向湖中的一粒石子，只有不断地扔，到一定的时候石子才会露出水面，功到自然成。

（四）全心

在做镜子信念时一定要集中精神，并投入全部热忱。不要敷衍应付，更不要有消极的意念。如口中念着"我爱自己"，心中却想的是"我一点都不可爱"，那就白做了。

做功课一段时间后，你会明显地感觉到潜意识的积极声音，并开始积极关注身体状况。这些都是自我价值提升的表现。

九、将关注健康落实到行动上

饮食的目的是保证提供身体所需的营养。如果为了满足感官之欲而忽视了营养叫"本末倒置"。如果为满足感官之欲而损害了身体的健康叫"得不偿失"。当然，如果能在保障身体营养和健康的基础上，让食物色香味俱全自然是最好的，但这需要足够的能力和智慧。摆正健康位置，并不仅仅是心中的一个美好的愿望，更重要的是要具体落实到行动上。只有你具备足够的自我价值时，落实到行动上，才不是一句口头上的空话。

第三节　正确的人生价值

一、蜡烛之火

如果拿两支同等质量的蜡烛相比较，一根粗芯的和一根细芯的蜡烛点燃后，粗芯的那支必然是发热多，亮度高，但燃烧也快。相对细芯的那支，自然时间上也要短许多。当然，这些都是在正常情况下，如果出现了异常，比如说蜡烛芯歪向了一边，或有风将烛火吹向了一侧，则被烧融的烛液会沿烛火灼蚀的缺口流淌下去，蜡烛能燃烧的时间就会更短了。

人的生物寿命应该是 120 到 160 岁左右，而绝大多数人半途夭折，其根本原因就是透支身体，过度地消耗了生命的能量，将后几十年的生命能量转化为名利等所谓的"人生价值"形式，提前支取消费了。当然，如果用生命能量换来的东西货真价实也算值得。问题是，我们耗费了大量的生命能量，换来的东西很可能是一堆贬值的事物，甚至是假货。这样就太令人悲哀了。为什么会出现这种情况呢？这就涉及到我们对"人生价值"的认知能力了。

二、朋友的美好追求

春节后，我的一位朋友来看病。闲聊时我问他今年有什么打算。他说今年打算赚足一百万。我问："要那么多钱干什么？"他说："打算买一套大房子。"我说："你不是有一套房子吗？干吗还要换大房子呢？"他说："想让家人住得更舒服，过得更快乐。"我说："想舒服快乐，不一定非要住大房子呀，有很多途径可以获得快乐。况且住上了大房子也不一定就有快乐。比如说，你本来身体就不好，如果因为赚钱而导致病情加重，家人和你能快乐吗？"这位朋友恍然大悟。是的，我们很多的时候只看到事物的现象，而忽略了事情的本质。现象复杂繁纷、千变万化。如果我们只关注表象，就会以变应变、穷于应付，疲于奔命，难免顾此失彼。很容易迷失在现象的迷宫中，让原本简单的东西，人为地变得复杂和艰难，虽费尽九牛二虎之力，仍然难以如愿。但如果从实质入手就容易多了。

三、人生的意义是快乐

生命其实原本简单。也就是一个从生到死的过程。同其他生命不同的是，人是高级智慧生灵，并非仅仅满足于动物本能而活着。人的主观能动性是要提升生存质量，从而过上幸福快乐的生活。这样一来，人的一生就要做许多事情，并通过主观努力来实现自己的目标，实现人生的意义。可能每个人的人生目标不尽相同，但这些只是形式上的差异，其内在的意义是一致的。因为，人的本能是趋利避害。正如心理学大师弗洛伊德所说的那样，一个人做一件事，不是为了得到一些乐趣（正面价值）就是为了避免痛苦（负面价值）。所以，价值是做与不做任何事的原因。由此看来，追求快乐、避免痛苦才是人生的真正意义。

四、成功的标准

我们知道，快乐来自于满足，而满足则来自于成功。一个人能否成功地获取快乐，避免痛苦，首先取决于本人对"成功"二字的理解。一般人对成功的认知是从比较中得来的，也就是看得见、摸得着、众人都喜爱的东西。如：事业、金钱、地位、权势、荣誉等。比较法用于区分其他许多事情是必要的，但用来衡量成功与否则显得有些牵强了。以金钱为例，赚一万与赚十万比，十万是算成功的，但十万跟一百万比呢？自然不值一提。而百万与千万亿万相比较，更是微不足道。反过来说，万元跟一百元比算是富人了。但一百元跟负债累累的比又如何呢？这些，还只是在一定范围内的比较，如果在时间上比较，就更难说了。即便真的是亿万富翁，能否算作成功也还有两说。因为，穷和富也不是一成不变的。亿万富翁有可能因为突然破产而沦为乞丐，而穷光蛋也能一夜暴富而名扬天下。这里的成功，只能说某人在某一段时间内在某一方面与另外某些人相比较而言是成功的。如此一来，几乎可以说，我们每一个人都是成功者，但也可以说，每一个人都是失败者。

一棵参天的大树上长着成千上万片叶子，却找不到绝对相同的两片。这是因为叶子长出来的时间不同，方位不同，阳光向背不同，离根部远近不同。在同一地球上，几十亿芸芸众生中，也找不到绝对一样的两个人。这是因为基因的差异，出生的时间不同，生活环境不同，性格、观念上的差异。既然人与人之间本来就不同，又何来比较呢？就像西瓜、南瓜、苦瓜，它们都是瓜，但特性、味道都大不一样。如果将它们按照一个标准来比较，岂不是很可笑。而将人与人相比较认为是天经地义的，根本原因是，对人的生命认知肤浅和无知。因为人与人之间只有相似，而绝没有相同。

西瓜自有西瓜的长处。它可以将自己的优点做到最好，同时也可以赞美苦瓜，但不可以羡慕苦瓜，更不可以做成苦瓜。一是做不到，即便通过努力做到了，变成了杂种，到时候苦瓜没做好，反而连西瓜的优点也丢弃了。有个典故叫"邯郸学步"。说的是从前有个人，听说邯郸人的步子优美好看，于是决定去学习，可是到了邯郸学一阵子后发现，不仅优美的步子没有学来，反倒将自己原来的步子给弄忘了，结果只好爬着回家。而现实生活中类似的情况，可以说是数不胜数。

其实，成功的标准应该是，达到了既定的有意义的目标。按此标准，我们的生活中处处充满着成功。饭吃到嘴里，而不是洒在地上；帽子能戴在头上，而不是穿在脚上。这些事情看似简单，但对于婴儿或手足残疾的人来说，能够做好以上的事也是困难的。而我们对这些成功熟视无睹。原因是，它们太简单太普通太容易了。说白了就是，它们价值太低，不值一提，而我们的欲望太多、太大、太强。

五、我们的价值观

在人们的观念中，只是稀有的难得的复杂的众人都喜爱的才是珍贵的，值得追求的。而造成这一心态的根本原因是价值取向问题。当今社会，我们的自我价值普遍不足。为了提升自我价值，人们都在努力奋斗。但由于人们过分关注价值的外在取向，忽视内在取向，以至于错误认为，只有获得别人的认同和肯定是有价值的。总是希望得到社会的赞赏和奖励，然而，社会的赞赏和奖励是从比较中得到的。因此，除了极少数优胜者能得到外，其他绝大多数人与此是无缘的。现实中许多人在茫茫红尘中奔走，陷入名利的泥潭中难以自拔，虽然竭尽全力而终难如愿。蓦然回首，才发现真正的成功就在自己生活中的每一件事情中。而当初却相信它在更远的地方。只可惜的是，当一个人明白什么才是成功，什么才是真正的价值的时候，生命留给它享受成功快乐的时光已经少之又少。只落得个"贪看天上月，失却手中珠"的悲叹。因此，从现在起，我们必须彻底改变自己的价值观，并且学会怎样从日常的生活中，在最琐碎的事情中获取成功，来品尝快乐之滋味。

六、成功来自于知识

人生的内容很多，包括身心健康、感情婚姻、亲子教育、人际关系、物质财富、事业发展等六个方面。只有六个方面均衡发展，才能获得一个综合的整体完善的生命素质，才能称为真正的成功。然而，几乎所有的成功都必须建立在知识的基础上。因为，没有知识就不会产生能力，没有能力又何来成功呢？就拿身体健康知识来说，我们所追求的一切，包括生命在内都必须由身体来承载，如果身体坏了，或生命消逝，一切都变得毫无意义了。但是，由于我们缺乏应有的健康知识，不知道如何去正确地使用和保养身体，以至于过度使用和错误使用，其结果是百病缠身，甚至半途夭折，让我们的人生留下许多遗憾。

心理健康也是这样。我们的身体健康、感情婚姻、亲子教育、人际关系、物质财富、事业发展等等，无一不与心理健康密切相关。由于我们缺少心理健康知识（许多人连什么是心理都不知道），从而让我们的人生遍布荆棘和坎坷。或感情婚姻饱受挫折，或亲子教育不如人意，或人际关系总是紧张，或事业发展难以为继。或物质金钱匮乏、贫困潦倒等等。从而让成功变得遥不可及，人也总是笼罩在沮丧无奈、失败和痛苦之中。而造成这一切的根本原因就是，我们缺乏获取成功和快乐的知识与能力。

　　自然，一个人的知识和能力，来自于本人所接收的教育模式。虽然，我们的教育宗旨是以人为本，让人性升华，自由成长，并能过上幸福快乐的生活。但实际上，很少有人传授这方面的知识。学校没有教授，家长没能力指导，社会上也没有专门的培训机构，政府更是管不过来。造成这一切的重要原因是，我们的社会环境以及流行的错误观念和教育模式。我们的老师、家长将其认为正确的东西，尽可能地传授给我们。虽然，这些东西远远不足以让我们去获取成功和快乐，但他们尽力了。然而，我们是成人，我们不应该去苛责谁，况且埋怨也解决不了任何问题。当我们知道这样不行时，就不应该继续错误下去，因为错下去的代价太大了。它不仅让我们这一代人饱受无知的后果，还会有意无意地传给我们的下一代，让他们继续沿着错误的模式生活，那样的话，我们的过错就大了。

　　从现在起，我们必须补课，必须重新学习那些让人获取成功快乐的知识。包括使身体健康长寿的知识，使心理健康平衡的知识，使人际关系友好和谐的知识，使婚姻美满、家庭幸福的知识，使子女健康、快乐成长的知识，使事业蓬勃发展、蒸蒸日上的知识，让物质丰盛、金钱富足的知识。当我们掌握了这些知识并且应用于实际生活中，就会发现，我们有更多更大的能力获取成功，而快乐也将随着不断地成功滚滚而来。

七、智慧人生是生命的最高境界

　　当然，有了明确的人生目标，知道如何有效地去获取成功快乐，较先前的盲人骑瞎马的胡乱寻摸自然要高明许多，但离智慧人生还相差甚远。

人活在社会上，要维持和发展自己的生命，需要一定的客观条件来保证。如饿了要吃饭，冷了要穿衣服。同时，在社会生活中还要有谋生的手段、良好的人际关系等等。这些都是不可缺少的。缺少了人的机体内部就会产生不平衡状态。反映在大脑中就会使人产生对所缺少东西的欲求。满足了就快乐，没有满足就痛苦。同时，人的需求永远也不会停留在一个水平上。当旧的需要满足后新的需要又会产生。如吃饭也是人的基本要求。一旦吃上了又想吃好的，从而让满足永远都处于暂时的位置，人也在疲于奔命的同时，还痛苦多快乐少。

马斯洛将人的需要分为五个层次，并且认为这五个层次是一个由低向高逐级形成并逐级得到满足的。

1. 生理需要。食物、水、空气、性、休息，这些都是维系个体生存和发展的需要，是所有需要之首。

2. 安全需要。对生命财产的安全、秩序、稳定、免除恐惧和焦虑，如希望自己有丰厚的收入、稳定的工作，生活在安全、有序、可以预测和熟悉的环境中，做自己熟悉的工作等等。

3. 爱的归属需要。要求与他人建立情感关系。如结交朋友，追求爱情，属于某个群体并在群体中享有地位。

4. 尊重的需要。稳定的地位得到他人的高度评价，受到他人的尊重，并尊重他人。这种需要得到满足会使人体验到自己的力量和价值，增强其自信心。

5. 自我实现。最大限度发挥自己的潜能，不断完善自己，完成与自己能力相称的一切事情，实现自己的理想。

从五个层次的外在形式看，需求越低相对容易满足，需求越高就越难。如果往实质上看，除了第一个层次即食物、水、空气、性、休息属生理需求外，其余的基本上是心理需求的范畴。在生理需要中的水、空气、性、休息都比较容易，即便是食物在今天的社会条件下也不是难事，而后四个层次就很难了，倒也不是问题本身难，而是我们用于解决问题的方法错误，将原本简单的事人为地搞得复杂艰难了。

八、快乐可以向内心寻找

我们知道，快乐的底蕴是一种安定调和的心理状态，简称"心安"。而所有需求的最终目标都是为了实现这种心理状态。满足就心安，不满足就心不安。肚子饿了，心慌不安。去餐馆吃饭，吃着吃着心就安了，当看到旁人吃的是山珍海味，而自己吃的是粗茶淡饭，刚安下的心又不安定了。前一个不安是生理需求，满足起来相对容易。后一个不安是心理的，想满足就难了。有一个典故，说的是，从前有一个农夫，挖地的时候拾到了一尊金罗汉，拿回家去后全家人喜得不得了。妻子说："这下可好了，我们可以过上富裕的日子。"而农夫一连几天愁眉不展，饮食难进。妻子见状问是怎么回事，农夫说，因为他不知道另外十七尊罗汉埋在什么地方，故而发愁。这个故事乍听似乎好笑，但细想起来，现实生活中类似的情况却比比皆是。本来有辆自行车，又想骑摩托。好不容易攒钱买了摩托，不行，还是得买汽车。因为同事们都开着汽车上班，自己骑摩托不是显得太寒酸了吗？

　　不久前刚被提拔为科长，没几天就盘算着想当处长。好不容易盼到了处长的位子，却看到能力比自己差大节的同事当上了局长，心能安吗？还是要向局长奋斗。可惜，还未等到局长的位子，年龄到了，该退休了，不仅局长无望，处长的位子也得让出来，恨不能返老还童。

　　张家的老公官大有权；李家的老公有本事赚钱；王家的孩子争气，考上重点大学；赵家的妻子漂亮贤慧：如果我们总是羡慕妒嫉，则心理总是不得安宁。

九、心是一切事理的源头尽处

　　综上所述，生理需求必须用外在物质条件来满足。肚子饿了，即使再大的一个官位也止不了饿，只需一块饼就够了。而心理需求用外在的物质条件来填补是很难成功的。好比小孩子哭了，她想妈妈，你给块糖糊弄，虽不能让她不想，止哭可能还是灵光，但是糖吃完了他还是要妈妈，再给糖就不灵了，妈妈来了比什么糖都有效。由此可见，心理需求还得用"心"去满足，然而"心"又是何物呢？从古到今许多人在研究，也都有很多研究成果，但都不说，说不出来。因为世界上有许多事物都是超越语言文字的。有一个典故，说的是，从前有一个天生的盲人，从来也没见过太阳，有一天问别人，太阳是啥样子的。别人告诉他，太阳是大大的、圆圆的、暖暖的。盲人记住了，有一天盲人摸到了一个刚烙熟的大饼，高兴地跳了起来说："我摸到了太阳！"所以，古今大家们只说个大概情形或寻找方法，让你自己去体会。

"道之唯物，唯恍唯惚"。道家认为"恍惚"的状态就是"心"。"不思善，不思恶。"佛家认为脱离矛盾和相对的那个状态就是"心"；"视而不见，充耳不闻，食而不知其味，心不在焉。""心不在"的那个状态就是儒家认识的"心"；"恬淡虚无、真气从之"。医家认为恬静淡泊，虚宁无为的那个状态就是"心"。"拳无拳、意无意，有意无意是真意"。武术家认为"有意无意"之间才是心的原始状态。综上所述，"心"应该是一种没有忧虑、没有恐惧、没有私欲、没有攀缘、没有矛盾，离开一切执着，一切相对调和统一的状态。

然而，现实生活中很难有这种心态。因为我们的"心"时刻都在受思维和情绪的干扰，片刻也不得空闲，甚至连睡觉都在做梦。除非你对自我下过一番深刻的认知功夫，能够达到一切事、一切理的源头尽处，果真如此的那时那刻，眼睛看得清清楚楚，耳朵听得明明白白，而心中了无一物，恰似哑巴吃蜜，有一种说不出、道不来的甘甜滋味。当功夫做到极处时，自有一种无欲无求，甚至如痴如醉、无生无死的特殊境界。此时此刻体会到的是平时从来未有过的轻松、满足、和平、快乐的感觉。自然，只要有意向内心挖掘，每个人都可以找到属于自己的快乐源泉，而静坐反省法就是帮助实现这一愿望的有效办法之一。

十、练习静坐反省法

静坐反省法的外在形式是静坐，通过静坐帮助反省，具体方法如下。

（一）准备工作

首先确定在没有外来干扰的情况下舒服地坐着，最好是盘腿而坐。因为盘起下肢既可以保障大脑供氧充足，又因下肢紧张而能放松头部。坐好后按三线放松法进行全身放松练习，自然呼吸，整个准备工作大约15至20分钟。

（二）反省

确定全身放松后，开始将注意力放在身躯里感觉其所在，想象那处就是潜意识的中心，像是对着心中的一个人说话一般，问他自己未出生前的"心"是什么样子，请告诉我，并在开始前和结束后都在向他说声谢谢，然后，静静地等待潜意识的回复。

（三）下坐

整个静坐的过程由20分钟至2个小时，这是一个循序渐进的过程，感到累即可以下坐，下坐后做5至10分钟的身体活动，以缓解久坐的不适，每天2次，分早晚或饭后2小时进行。

安定调和的心态就是心的原始状态，而原始状态也就是我们尚未出生前的心态。找到了尚未出生前的心态就找到了安定调和的心态。其实，我们每个人刚出生时都是处于心的原始状态。它就像一面明镜，既秋毫不隐，又来去不拒。随着身体一天天地长大，伴随着感官对周围环境刺激的吸纳，我们的心渐渐充斥着喜恶取舍等执着和充满矛盾的东西，恰似明镜蒙尘，再也见不到心的原始面目，而反省到自己出生前，就是下功夫找回久违的原始心态。

现代科学研究发现，一个人出生前，大脑中的1000亿个神经元已经全部准备好，但神经元之间的网络连接却十分稀疏。因为胎儿未能有意识地思考，它需要得到外界的刺激，来造成网络连接，而网络连接是一个神经元与另一个神经元接触产生的。一个刚出生不久的婴儿，其大脑中新增网络接触速度高达每秒钟 30 亿个接触点。出生 8 个月后，一个婴儿的大脑里会有 1000 万亿个接触点。由此可知，是知识让神经元之间的网络连接，也是知识让心的原始状态消失，因而只有找回知识前的胎儿心态，才是心的源头尽处。

十一、与潜意识沟通

人到了一定的年龄阶段，记忆力就会下降，有时特别会忘记。如何才能找回胎儿时的记忆，只有求助于我们的潜意识了。我们的潜意识是一个巨大的宝库。它包括人的本能、冲动、驱力、情感和机械生理反应，像呼吸、心跳、消化、荷尔蒙的分泌等等，以及人与生俱来的全部记忆，各种信念、图式、超意识能力等等，静坐反省法就是打开这一宝库的钥匙。

一般来说，人的意识是很难与潜意识沟通的，更不用说找回久违的记忆，但静坐反省法能做到这一点。静坐反省法的核心内容是，通过身心放松达到入静，然后以一念代万念，不断地与潜意识沟通，直至打开记忆的宝库。

我们知道，当一个人在快动作或紧张时，他的意识是在积极活动的状态中。此时，潜意识忙于应付可能出现的威胁、脱离情况、保护主人，是没有兴趣做沟通的。只有等他放松、平静（空闲）下来时，才乐于做沟通工作。因而，放松入静是与潜意识沟通的前提条件。放松做得越好，沟通才可能更加顺畅。同时，潜意识又像是一个小孩子，需要外在的肯定、接受、认同和欣赏。你越对他感谢，他就越是乐意与你沟通，而对他有感谢，就是表示你的认同和肯定。

刚静坐时，杂念很多，如果想赶，只是越赶越多，难免心浮气躁，倒不如顺其自然，反而清静。就像是一杯浑浊的水。水本身有自净能力，只是需要时间。如果浮躁，用棒去搅，只会是越来越浑，只要我们把握正念，正念自有战胜杂念的时候，而最有效的方法就是静下心来等，功到自然成。

十二、美好的安详心态

有一天如果真的获得了这种心态，就要珍惜，并做好管带。这种心态虽说难得，但很容易丢失，一旦丢失了，再想找回来很麻烦。所谓的管带，就是像逛大商场要带好你五岁的孩子一样。带着这样的心态片刻不离，不管走到哪里都要带着它，千万不可让它溜号，乃至上课、看戏、工作、生活、让它像背景一样跟着，带着这么个背景有许多好处。它让你心情愉悦，让你觉得周围的许多事物十分美好，甚至觉得花草树木都在向你点头微笑。树上的鸟儿在为你歌唱，工作效益会大大提高，领悟力也会加深，人际关系也会特别好，人们都愿意亲近你，觉得你身上散发出一种祥和的瑞气。"人逢喜事精神爽"，我们的人生，如果每天、每时、每刻都处在这样一个好的心情中，该是多么幸福、多么快乐的事情啊！而这些不也正是每个人梦寐以求的吗？

十三、实现既定的人生目标

理想中的我们，既要用有限的能量换来等值的幸福，更要用最小的代价赚得超值的享受。因为人生的时间有限，如何在有限的生命中创造无限的快乐，这不仅仅是知识和能力的问题，更重要的是智慧。而要做到这些，除了树立一个明确的人生目标外，还得努力修正过去那些错误的人生观和价值观。这样才可能用以最快捷的方式，花最短的时间，以最有效的方法，去实现既定目标。当然，能做到这些，除了有一定的感性外，还必须有足够的理性和悟性。

第三章 观念、行为、结果

环境造就习惯
习惯形成性格
性格决定命运

第一节 好心情 坏心情

一、朋友的病根

前几天，有个朋友因胃痛前来找我看病，经四诊合参诊断为"肝气犯胃"，用柴胡疏肝散加味以疏肝解郁，理气和胃，并告知该病是因生气而诱发，以后要少生气。他说他也知道生气不好，但是遇到一些人和事气就来了，简直没办法克制，因为不知道"气"从何来。是的，不仅是他，而是整个人类都忽视了对情绪的研究，而中国人更不善于表达情绪，以至在情绪的认知、处理和研究上不仅薄弱，更存在着许多谬误。情绪是什么？不良情绪又是从哪里来的呢？

二、情绪来自于观念

其实，情绪是由本人内心的感受经由身体表现出来的状态，且不同的感受会表现出不同的状态，如愤怒。愤怒的内心感受是给我力量去改变一个不能接受的情况，而表现在外的则是竖眉瞪目、面赤、肌肉紧张、呼吸急促、血压升高、心跳加快等。

情绪，它来自于本人潜意识信念系统中的反应图式。而外在的人、事、物，只不过是情绪的诱发因素而已。同一件事情，信念不同，反应图式也不一样，而表现出来的情绪也绝不相同。比如说，有一个人当众辱骂你，骂得很难听，你自然是恼怒，或是忍或是还击。但此时如果有人告诉你："这个人是刚从精神病院逃出来的，大概老毛病又发了。"你还会恼怒吗？有的只是恐惧，唯恐避之不及。

人的潜意识，就像是一个电脑的软件。我们所看到的屏幕图像和听到的声音，都是由这个软件的内存信息图式所发放出来的。至于这个软件的内存则又是来自每个人的童年期，开始慢慢建立起来的认知结构或图式。图式一旦建立后非常隐秘，非常稳固，通常不予表达，并在其后的生活中陆续得到修改和补充。

心理，包括意识和潜意识两个部分。意识相当于人的思维和理智，由大脑的新皮质产生，而潜意识相当于人的本能和情感，是在大脑旧皮质活动下产生的。以鸡蛋为例，蛋白代表意识，蛋黄代表潜意识。当多数刺激集中到蛋白上，被蛋白（意识）分析理解。当它们到达蛋黄（潜意识）时，才会引起兴奋和行为。举一个例子：假若在地上放一块宽0.5米、长5米的板子，谁都能在这块板子上行走自如。如果将这块板子移至两座高楼之间作桥板，刚才在地上行走自如的人，到此也会却步。在"假如掉下去就糟了"的思想压迫下，无论怎么对自己说"在地上已走过了同样的宽度"，脚也不会听使唤了。在地上走时，意识中的想法是"走出线也没关系"，把这个想法与潜意识中的经验对比，潜意识并不反对。而在空中行走的想法与潜意识中的经验对照，自然会遭到强烈反对，甚至认为"做此事实在是愚蠢之举"。为什么会这样呢？这是因为人在做某事时，只认为自己的行为是经过意识思考的。其实，这一切都受着潜意识的控制。在潜意识中，铭刻着与生俱来的全部经验，经验中消极图式越多，做事就越退缩。

所谓的图式（信念），就是人的心理对事物的反射。比如有人当面向你脸上吐一口痰。你自然是闪避。这个闪避是潜意识中的图式所决定的。如果由意识的思考再决定身体的动作的话，痰早在脸上黏着了。图式来自于过去的经验与环境的影响以及他人的暗示知识与学习、对未来的想象等五个方面。由于人们是按照各自的习惯方式去认识自己的世界。根据自己对事件的判断和解释处理事情，用自己构造的想象和预期事情的发展和未来。因而难免在很多的人、事、物的认知和理解上发生曲解和错误。这些错误的图式一旦形成后，遇到相应的人、事、物就会自动地反射出不良情绪。有一个故事，讲的是古时候有兄弟两人进京赶考，论学历、成绩、智力堪称平手，才出家门不久，刚好迎面碰上一家人出殡，哥哥看到后心中一凉："晦气、晦气、完了，这次考试出门不利。"因为在他的记忆中有老人们这样说过，所以心中郁闷，走在路上无精打采。而弟弟看到人家出殡时心中一喜："棺材，棺材，升官发财，我一定会高中榜首。"于是信心倍增。一路精神抖擞。考试的结果出来了，由于哥哥不断地对自己进行消极暗示，以致情绪低落，考场发挥失常，其结果是名落孙山；而弟弟一直给自己积极的暗示，斗志昂扬，考试超常发挥，果然高中榜首。事情原来就那样，但看点各有不同。一个悲观主义者看问题总是从消极的角度出发，由消极思想导致消极行为，最后自然也不会有好的结果。反过来，这不好的结果又为自己的消极思想增加了有力的佐证，使错误的图式愈加稳固。

三、情绪的分类

情绪一般分为两种，即良性情绪和不良情绪。凡是使自己开心舒服的情绪称良性情绪，包括内心的关爱，祥和、宁静、满足、欢乐、喜悦等。长期持有良性情绪之人，不仅生活过得幸福快乐，而且健康长寿。但凡使自己不开心、不舒服的情绪都属不良情绪，不良情绪又称负性情绪，包括生气、愤怒、恐惧、忧虑、悔恨、悲伤、妒嫉、怨恨、内疚等等。长期受困于不良情绪的人生活过得痛苦，不幸和困难，且易生病并短寿。

祖国医学在两千多年前就认识到不良情绪是导致疾病产生的重要原因。《黄帝内经》就开宗明义指出"百病从心生"。从而将不良情绪位列中医主要致病因素之一。

中医认为"七情"即喜、怒、忧、思、悲、恐、惊七种情绪变化。七情是人体对外界客观事物的不同反映，是生命活动的正常现象，不会使人发病。但是，突然的强烈的或长期持续性情绪刺激下，超过人体正常生理活动范围，而又不能适应时，使脏腑气血功能紊乱，就会导致疾病的发生。

四、不良情绪使人生病

不良情绪又是怎样使人生病的呢？中医认为，一是不良情绪直接伤及内脏，以损伤其肝脾最易，同时以影响心神为最。二是影响脏腑气机，导致气血运行紊乱而发病。三是多发情志病症。四是情绪变化影响病情。良好的情绪有利于疾病恢复，不良情绪将加重病情。由于人的生命是心身灵的统一体，人的心理与生理是相互依存、相互制约的。生理是心理的物质基础，而心理是生理的催化剂或阻滞剂。不良情绪对身体的影响，主要是促发机体剧烈持久的神经内分泌紊乱。继而引起一系列生理变化，包括激素、腺素、酶、免疫机制、细胞氧化和其他代谢过程。这样的生理变化进一步发展，就会引起病理改变，器官组织细胞产生形态学的实质病变或功能障碍，从而产生各种疾病。如"怒则气上"，暴怒使心跳加快，血压升高，血糖增加。"思则气结"，愁虑或抑郁使胃肠蠕动功能下降，食欲下降，甚至导致消化性溃疡等等。临床研究表明，有50%~80%的疾病与心理因素有关，有的可成疾病发生的直接或间接诱因，特别是癌症和心脑血管疾病与心理因素的关系更为密切。

中医认为，情绪就是能量。而不良的情绪是一种负性能量。负性能量向外发泄而伤人，忍而不泄则伤自己。伤，已是负性能量向内攻击相应的脏腑及器官，从而产生疾病。有的负性能量突击诱发疾病，如暴怒诱发脑溢血，狂喜诱发精神病。有的负性情绪累积到一定程度诱发疾病，如忧虑诱发消化性溃疡，生气产生癌症等等。在此不同的情绪会产生不同负性能量。不同的负性能量又攻击相应的脏器，如喜伤心、怒伤肝、忧思伤脾、悲伤肺、惊恐伤肾。同是随着五行生克乘侮的变化，负性能量的攻击目标也会相对转移，如怒伤肝，肝（木）克脾（土）。如果肝旺脾虚，肝将负性能量转嫁给脾（胃肠），肝气犯胃而胃脘痛，就像前面的那位生气后诱发胃痛的病例一样，或肝气乘脾诱发腹痛泄泻。当然，情绪诱发疾病的症状是可以医疗方法治愈，但疾病的根源是无法用医疗来消除的。这是因为所有的治疗都是围绕在症状上，从来未直达根本，而负性情绪的根源来于错误的信念。

现实生活中，负性情绪像不速之客一样经常光顾我们的大脑，让我们在手足无措的情况下成为俘虏。虽然事后懊悔，也每每痛下决心改变，但当它们再次光临的时候，我们还是毫无抵抗地举手投降。为什么会这样呢？因为负性情绪模式来自于本人的潜意识中。它的出现是一种自动性反应。就像别人向你脸上吐口痰，你的闪避是一种自发性的反射。而你想改变属于意识范围，意识的反应慢，那一口痰你如果是想一想往哪边闪合适，痰早就黏在你脸上了，同时潜意识的力量大于意识何止万倍。如同一辆正在行驶的大卡车，要你用手拉住不让走是绝对不可能的。当然，如果用刹车自然也就不同了。

五、忧虑

一个错误的信念反映出来的必定是错误的言行和不良情绪。与之相应的身体就会出现错误的情况，这就是疾病。因此，要想不生病或是彻底地治愈身体，还必须从情绪的源头做起。比如说忧虑，从表面上看，忧虑似乎是一种好的品质。其实它，是一种自我贬低行为。它使人产生惰性，避免承担风险，为自我挫败行为寻找借口，妨碍你投入生活的一种消极情绪。这种情绪对身体的影响是引起消化性溃疡、高血压、痉挛、头痛、腰痛等等疾病。我们可以做计划，为计划中的每个问题而思考，寻找解决问题的办法，而不要将时间浪费在无效的忧虑上。

假如你正被忧虑所困扰，可试用威利·卡瑞尔的万能公式：

1. 问自己事情最坏结果可能是什么？

2. 如无法避免，就说服自己做好准备去迎接它。

3. 冷静下来，想想是否有办法能够改变这个结果。

如：一个人患了胃癌。得此情况后情绪非常焦虑、抑郁。可运用万能公式：

1. 癌症的最坏结果是——死亡。

2. 如果实在无法避免，就大度地接受它——人总有一死。

3. 冷静下来。想想可有办法治愈。如果不能治愈就争取带癌存活，并想办法提高存活质量和时间。

凡事至少有三个以上的办法。问题来了，就要想办法解决。如果只一味地焦虑，其结果只是更糟。忧虑的实质是一方面在头脑中制造一些令人恐惧的结果，而另一方面则是拒绝接受它。如此一来，即形成了一个矛盾的心态，正是这种心态使人思维混乱，丧失信心，毁掉了自己的能力。但当你能坦然地接受最坏结果时，反倒可以使心情冷静下来，并集中精力去寻求解决问题的办法。

六、愤怒

假如你经常生活在愤怒中，当出现愤怒的情绪时，所采用的方式无外三种，即忍、发和逃。忍，是将愤怒情绪所产生的能量向自己内面攻击。其结果是：既造成心理症结又会引起严重的身体疾病。而发脾气是将能量发泄出来，攻击别人。其结果是影响人际关系和旁人对你的看法。既伤害他人，也伤害自己，同样给自己造成心理和身体上的疾病。逃的方法也不可取。虽说当时有一点点效果，但引起困扰的事情和情绪并未解决，正所谓"才下眉头，却上心头"，问题堆积起来，只会越来越严重。针对这种情况所采用的方法必须标本兼治。如果你采用"忍"字诀，切记忍后一定要发泄，用运动、唱歌或关起门来一个人吼叫、捶打枕头等方式，一定要将蓄积在体内有害的能量发泄出去，使它既不伤人，也不伤己。如果你用的是"发"字诀，可以用正确的词汇来表达自己的情绪。如"我现在的情绪很不好，让我安静一会儿。""我很生气。""我心里很难受。"情绪状态用语言表达出来了，既不伤人，影响人际关系又不伤害自己，造成心身疾病。如果用的是"逃"字诀，一定要找个时间反省一下，产生愤怒情绪的根源，即信念是否有问题，处理问题的方式方法是否有问题。总而言之，凡是经常生活在愤怒中的人，他们应付生活的力量十分不足，需要借助愤怒给他的力量去维持一切。就像一个人在冬天里燃烧自己的脚去取暖，只会使问题越来越大。如果真如此，就应该在提高自己的能力和人生价值上入手。当一个人的内心力量十分强大时，也就不需要借助愤怒了。

七、生气

生气有两种。一是生他人的气，包括憎恨、怨恨、抱怨、责怪等等。从外表看是因别人过错导致本人的不快，实质则是拿别人的过错惩罚自己，使自己痛苦，难过，心情不好。当然，责怪他人可以让自己不承担责任，而抱怨是背着包袱躺在原地哭泣。这远比自我改变来得容易。而解决这种情绪的最好办法是宽恕。宽恕别人的同时也解脱了自己，抛掉这些又脏又累的包袱，解脱了心中的结，释放心中的爱，使自己不再难受，不再痛苦，使自己心情开朗，让自己轻松快乐起来。

生自己的气，包括惭愧、内疚、悔恨、自责等等。这些情绪的意思是以为已经完结的事情里尚有未完结的部分。其实是将已愈合的伤口重新抠开，让它鲜血直淌，以达到回避风险，乞求宽恕，求得关怀，推卸责任，得到赞许，赢得同情，为自己开脱的目的。而这些既不能改变往事，也无法让我们长进，是一种误人的消极心态。当然，与吸取教训，下决心不再重做的积极心态是有区别的。这些消极心态的出现，同样使人痛苦、难过、心情不好。而解决这一问题的最好办法就是，提升自己的价值。一个充满自信、自爱和自尊的人，是绝不会生自己的气的。

解决负情绪的最佳方法是标本兼治。当负面情绪出现时，实行有效的管制，防止它给自己带来伤害。这就是治标。而通过反省找到负性情绪背后的根源，不断地修正错误的人生观、价值观和世界观，才是根本之道。随着负性情绪的减少，我们的心情也越来越好。

八、用好的心情治病

好的心情释放正性能量，正性能量不仅让我们的生活过得幸福快乐，而且还能提升健康，治愈疾病。现实中有一种很有意思的现象：一些明明被生物医学判为不治之症的患者，往往却奇迹般的痊愈。仔细了解之下，他们也并未服用什么神奇疗效的药物，而仅仅是练练气功，做做瑜伽，或静坐冥思，甚至每日大笑。想高兴的事，做愉快的动作等等，看起来平凡不过的事，却能起到高科技手段都不能达到的效果。其实，这些神奇的疗效来自于人的自愈潜能。

最近的科学研究发现，人体有很强的自愈能力。当人有不适或生病时，身体可以从自身的"药柜"中找到 30~40 种"药"从而治愈 60%~70% 以上的疾病。这种治疗过程是用的荷尔蒙、腺素、免疫抗体等因素发挥作用的。而打开这一"药柜"的钥匙就是自己的心灵。由于不良情绪的刺激和干扰，使人体"真气"运行受阻，导致脏腑功能紊乱。在产生疾病的同时也阻碍了自愈能力的有效发挥，而气功、冥思、瑜伽的练习，使人的心灵进入了"恬淡虚无"的状态，再加上正面积极良好的意念暗示，使"真气"运行通道畅通自愈能力就能发挥自如，以致脏腑功能恢复正常，疾病自然而愈。正如《内经》所云："恬淡虚无，真气从之。精神内守，病安从来。"

九、改变信念就能改变情绪

"水能浮舟，亦能覆舟"。坏心情虽然可以致病，但好的心情可以治病。而情绪的总管则是本人内在信念的反射图式。一个积极正面的信念反映出来的必定是好的心情，而一个消极信念反射出来的自然是坏心情。

因此，要想幸福快乐、健康长寿就必须时刻有好的心情。虽然现实生活中"人生不如意常八九"而几乎所有"不如意"都是与自己的内在消极信念有关，想改变外在的人、事、物很难，但改变自己内在的信念却相对来说容易多了。在心理咨询师的帮助下，对自己内心进行深刻的反省，找到负性情绪产生的源头，然后，运用心理治疗技术来重建大脑神经网络系统，修正错误的心身反射模式，达到变消极为积极的目的。当你的积极信念越来越多时，心情就越来越好，随着心情好转，疾病也就越来越少，身体越来越健康。

第二节　吃好的　好吃的

一、有关吃的话题

这是一个真实的笑话。在 20 世纪 80 年代初的一个早晨，我的一位年过七旬的老师与我在厕所相遇。老师开口便问："吃了吗?"让我愣在当场，哭笑不得。他老先生还一脸愕然。其实，过去的两熟人见面打招呼问候使用频率最高的便是"吃了吗"，就像现在问候"你好"一样，是常见的客套话。但在入厕时说"吃了吗"就显得不合时宜了。

"民以食为天"。吃，一直是从古至今，上至皇帝老儿，下至黎民百姓，最关心也是最操心的事。改革开放后的中国，我们已经从贫穷进入温饱，再由温饱进入小康，并正在快步进入富裕社会，吃不再是难事，也就不是两个熟人见面打招呼的主题了。而有关吃的问候语，由"么事吃"变成了"吃么事"。前一句是指没有什么可吃的，后一句是指不知道该吃什么好。一个字的顺序颠倒，将吃的内涵翻了一个身，也说明了今天的社会发生了巨大的变化。然而，吃，仍然是人们生活中的大事。只不过是它由生理需求变成了心理需求。下面一段话颇有意思。

二、与老同学的一番谈话

一位有钱的老同学前来看病，闲聊中我们谈到钱的话题："听说你大发了？"我问，同学自豪地说："不瞒你老同学说，都八位数了。"我又问："你赚那么多钱干吗？"听了这话，他用诧异的眼光看着我说："钱多当然好啊。""钱多究竟好在哪里？""吃得好、穿得好、玩得好、住大别墅、开跑车……"同学一顺溜说了这么多有钱的好处。"打住，打住，就说吃吧，什么叫吃得好呢？"我连忙截住了这位老兄的话匣子。同学不假思索地说："茶馆进，酒馆出，山珍海味，名酒佳肴，啥好吃啥，啥贵喝啥。"我又问："这样的吃法是对口味好还是对身体好呢？"老同学这才不吱声了。我继续说："是的，你吃的这些既名贵又高档，满足了口欲，也满足了虚荣，但辛苦了肠胃，损害了身体，就拿你身上的病来说吧，高血压、高血脂、痛风症、冠心病，都可以说是与吃有关，一方面是营养匮乏，一方面却是垃圾堆积，你呀，你这是先拿命换钱，再拿钱买病，现在又拿钱买命，何苦呢？"

三、我们都是好吃佬

其实，何止是我的这位老同学。现实生活中的我们不都是这样么？因为吃饱了，就开始想吃好的，但究竟什么是好的并没有认真想清楚，只是凭感觉，从大众。首先是色香味，凡是外观好看的，包括说明书上写得好的，香气扑鼻的，味道够刺激的，不管是大餐，小吃还是零食，无一不是勾引食欲的诱饵。其次是稀少名贵。于是，鱼翅、熊掌、燕窝、雪蛤等，一一被供为上品。实际上，他们的营养价值可能还不如粗茶淡饭。只是因为珍稀而价格昂贵，满足人们的猎奇心，满足虚荣，是身份的象征。还有，就是感觉舒服。于是，高档酒店，豪华设施，漂亮小姐，殷勤服务，这些还不够，单说那"人体宴""金箔宴"，十几万元一顿的年夜饭，就够你目瞪口呆了吧！

有人想吃好的，有人就做好吃的。吃的人口味越来越刁，总是在为吃什么而发愁，而做的人就绞尽脑汁，除了在花色品种上下足功夫，各种食品添加剂也蜂拥而至。色素、香精、味素、防腐剂还不够，更有甚者，塑化剂、苏丹红、石蜡、甲醛等工业原料，也掺杂其中，鱼目混珠。最后，商家赚足了钱财，食客也满足了口欲，似乎是两全其美，但结局却并不是那么简单，就像我的那位老同学一样，花钱买来一身病，最后还得花钱买命。当然，我们不能单纯地去谴责那些无知的种养者和无良的商家，有需求就会有供应，是我们的嘴贪造就了他们的贪心。我们是受害者，但同时也是害人者。

眼睛、鼻子、味蕾是身体的工具，识别食物是它们的功能之一。远古时代的先民，同其他的哺乳动物一样，那时没有科技手段，觅食全靠眼看、鼻嗅、舌尝，再吃下去看身体的反应，然后记下来，并相互传授，所以有"神农尝百草，一日而遇七十毒"之说。那个时候，我们的感官敏锐发达，但随着人类的进化和科技的发展，我们的感官在逐渐退化的同时，也慢慢地成为了身体的主人，让身体成了感官满足后的垃圾桶。

四、感性总是占上风

就以上情况来看，似乎是知识和能力的问题。其实，事情并没有这么简单。就拿吃米来说，谷子剥掉谷壳后成了糙米，糙米再去掉表层糠皮打磨成精米。很多人都知道糙米营养丰富。其中的许多对人体有益的营养要素是无可替代的。而精米去掉这些后，名副其实成为了米的"尸体"，只剩下一点能量了。但不管糙米的营养如何丰富，精米如何不行，人们吃起来还是宁愿选择吃精米，少有人愿意吃糙米。这是因为糙米的口感不行。而精米，看起来晶莹透白，吃着酥软可口，当然感觉好多了。这是一个感性与理性的问题，也是意识和潜意识的问题。理性属于意识的范畴，感性属于潜意识的范畴。意识认为是好的东西，潜意识难以接受。在意识里，人们知道食物的功能应该是以营养为主，但潜意识里，人们更愿意追求感官享受从中获取快乐。而且潜意识的力量远远大于意识的力量，自然是感性占尽上风，糙米也就没人愿意吃了。

五、进食的快乐

当然，追求快乐是人生的意义，但通过食物来获取快乐，既低级，又短暂不实，同时还后患无穷。

在美国著名的心理学家马斯洛的"需要层次理论中"生理需求属于最低层次。而在生理需求层次中，食物又是摆在首位。可以说，进食是所有动物的本能，因而追求美食的快乐是一种低级趣味。人的感官是很容易被欺骗的。好看的食物，香味诱人的食物，甘甜可口的食物，说不定是添加了多少香精、色素、味素、防腐剂，甚至苏丹红、硫黄等对人体有害有毒的物质。同时，人的感官感觉是永远都难以满足的。今天认为是好吃的，明天可能就吃腻了。而且每个人的口味都不一样，张三认为可口的，李四可能嗤之以鼻。人的心情和肠胃感觉也会影响食欲。心情好的时候，粗茶淡饭也可口，心情不好的时候，"吃龙肉也没胃口"。"饿了香，饱了臭"。人在饥饿的时候，即便是很差的食物吃起来也香，而肚子在饱胀的时候，再好的食物也味同嚼蜡。况且，追求美食的结果让饮食的营养比例失调。一方面是人体必需的营养要素严重匮乏，另一方面是多余的能量变成难以排出的垃圾堆积在体内。再加上各种色素、毒素、激素的累积，给人们的身体健康，留下了无穷的隐患。

人生追求快乐的途径有很多，而将美食作为快乐获取手段的根源是人们的自我价值不足。自我价值的核心是自信、自爱和自尊。其中，又以自信为主要基础。自信是信赖自己有足够的能力，获得所追求的价值。然而，自信来自于能力。一个人越有能力就越自信，而缺乏自信的人是因为缺乏能力，从其他途径获取快乐。但追求快乐又是人的本能。于是，很多人只有将美食作为捷径，因为美食相对于其他途径来说来得更及时、简单、直接、方便。这对于缺乏自信、缺乏安全感的人来说，吃是最好的安慰剂。

六、人生的追求层次

由于缺乏能力，但又急于获得快乐，于是，不惜以损害身体健康为代价，来换取这一小小的快乐。其实，这是因小失大，饮鸩止渴，是一种典型的缺乏自爱的表现。

人生的意义是快乐。快乐的源泉是成功。由于我们缺乏成功的能力，也由于对成功认识的偏差，才显得成功是如此的遥不可及。而快乐随之稀有难求。其实，成功并非仅仅是金钱、权利、荣誉地位等看得见摸得着的东西。它还包括爱情、婚姻、家庭、人际关系、亲子教育、事业发展、知识获取、兴趣爱好、信仰等很多方面，甚至包括生活中的细微之处，都可以获得成功。因为，成功的意义是达到既定的有意义的目标。小目标的成功很容易获取，而大目标的成功标准是尽心尽力。况且，所有的快乐不一定都是成功的结果，更多的是成功的过程。

七、生活在物质层面的人

人生的追求分三个层次。

一是物质层次。生活在这个层次的人以追求物质金钱、名利为目标。他们忙忙碌碌，蝇营狗苟，试图用物质来满足心理需求。但物质再多也是有限的，人的欲望却是无限的，以有限的物质来满足无限的欲望，是无论如何难以成功的。所以生活在这个层次的人，不管是如何努力，也很难获得真正的快乐。因为，快乐来自于满足，没有满足又何来快乐呢？有的只是烦恼和痛苦。

八、生活在心理层面的人

二是心理层次。生活在心理层面的人以追求知识学习、兴趣爱好为目标。虽然人的欲望无限，但知识学习以及兴趣爱好也是无限的，只要不断地去汲取知识，不断地去研究学问，不断地培养兴趣爱好，欲望就可以不断地获得满足。而生活在这一层次的人，也可以不断地得到快乐。近代的大学问家章太炎就是这样。有一次，章太炎夜晚读书，他姐姐怕他夜深饿了，就送来一盘炸年糕和一小碟白糖给他作宵夜，到早上姐姐过来收拾盘子的时候，发现他还在看书，年糕吃没了，白糖没动，再一看章太炎嘴唇边一片漆黑，以为是中毒了。再仔细一看，砚中的墨汁全没了，原来他将墨汁当糖，就着年糕吃下去，还不知道。这真是"食而不知其味"。还有大发明家爱迪生，夜晚做实验，家里人给他两枚鸡蛋，让晚上煮了吃，爱迪生做完实验已经是凌晨了，感到肚子真的饿，于是打开锅准备吃鸡蛋时才发现，锅里煮的竟是自己的一块怀表，这可谓是"心不在焉"。这些人的快乐是在知识学问中，在发明创造中，食物在他们那里只是生理的需求。

九、生活在灵魂层面的人

三是灵魂的层次。生活在灵魂层面的人，其人生目标是超越物质享受和一般的心理满足，进入人生的最高境。以洞悉宇宙之奥秘，彻悟人生之真谛的精神去修炼灵魂，舍去身心之所有，与心的原本相契合，以达到身心的彻底解放，从而获取真正的快乐。如民国初年的大才子李叔同，舍弃万贯家财，娇妻爱子，毅然出家为僧，立志成佛。有一次，与昔日好友在旅店中偶遇。朋友见他的一条旧被子打满了补丁，几乎看不出本色。一条洗脸毛巾破烂不堪。想到他昔日的翩翩风流公子，到如今这般境地，忍不住流下了辛酸的泪水。吃饭的时候，李叔同要的是一碗干饭，一盘青菜。朋友见状，要为他上一盘豆腐，也被他断然拒绝。他告诉朋友说，如果是为了物质享受就不会出家。想原来的日子不就是很富裕吗？但那时物质富有，心灵空虚，但现在物质贫乏，心灵却很满足。他说他从来也没有像现在这样过得幸福快乐。当然，这是一般普通人难以理解和想象的。

现实生活中，我们绝大多数人都是生活在物质层次，都试图以物质来填充心灵的欲望。就像通过美食来寻找快乐一样，不仅难以成功，而且，还遗留下许多难以消除的后遗症。虽然追求美食是所有动物的本能，但动物的能力有限。他们的美食标准，也只是停留在感官上。但人却不同，人是高级智慧生灵，人的美食标准应该是超越感性而建立在理智上的。我们追求美食的实质，也就是人体所需的营养成分，而不是有害身体健康的垃圾和毒素。虽然，这种美食给人感觉上不是很爽，但人们能够接受生病后吃苦药、打吊瓶、甚至做手术的痛苦。却为什么难以接受味道较差但营养丰富的食品呢？当然，这里除了对饮食的认知错误外，还与进食的方式和习惯有关。

十、食的方式和习惯

我们的进食过程，基本是围绕着感觉进行的。肚子饿了，以止饿为主，肚子不饿就以追求快乐为主，却从而忽略了进食的真正作用——营养。正是因为饮食观念是以追求快乐为目标，在形式上表现得轻薄随意。共同进餐的时候，环境嘈杂，边吃饭菜边喝酒抽烟，谈笑风生，各种礼节性的动作和其他动作。单独进餐时听音乐，看电视玩手机，或者思考问题。就是这样的进食方式，让我们亵渎了食物，也是这种形式让我们分神。食物是伟大的，是神圣的，就像我们父母一样。父母生下了我们的身体，而食物养育了几十年的生命。我们长大了可以离开父母，但却一天也离不了食物。无论是动物性食物还是植物性食物，它们牺牲自己的生命来营养我们的身体，让我们幸福地活着。面对这些无私奉献的动植物，我们应该怀有一颗敬畏和感恩的心，愿它们的生命与我们同在。所以，许多先贤都知道这一点，基督教、佛教都将进食作为一项庄重的修行课程，唯恐有一丝的轻慢和亵渎。

食物是天地的阳光、空气、雨露、山川河流、土地滋养而成，是上苍对我们人类的眷顾和恩赐。再加上种养、加工、储存、运输和销售等过程中人们的辛勤劳动，才使得丰富的食物能够顺利地到达我们的餐桌。面对这些，难道我们就不能对它们表示感恩和敬意吗？"锄禾日当午，汗滴禾下土，谁知盘中餐，粒粒皆辛苦。"我们要感谢天地的恩赐，更要感谢食物的创造者。其实，我们都是劳动者，我们劳动成果都希望能获得他人的尊重和爱惜。但只有我们尊重和爱惜别人的劳动成果，才有可能获得别人的尊重。这是一条千古不变的真理。

有一个典故，说的是从前有一位禅客，向老禅师学习修行。他问老禅师"我该怎么样修行呢?"老禅师说"吃饭，睡觉。"禅客听了不以为然："吃饭睡觉，人人都会啊。"老禅师说："那不一定，你们吃饭的时候有一千个念头，睡觉的时候有一万个想法，而我吃饭的时候就是吃饭，睡觉的时候就是睡觉。"老禅师的意思就是，吃饭睡觉都要全神贯注，不可分心，一个念头。这样才是真正的修行。

十一、分神影响食物消化

人的消化系统分为物理消化和化学消化两种。其中，物理消化包括口腔咀嚼，舌头搅拌，肠胃蠕动。化学消化包括唾液、胃酸、胆汁、胰汁，以及各种消化酶的分解后进入小肠。部分食物呈电解状的液体状态，部分是固体状态。其中液态的营养部分被小肠吸收，固体部分则流向大肠，在肠道有益菌的作用下，进一步吸收剩余的营养和水分，残渣形成大便排出体外。

整个过程，可以发现食物只有在转化为液态后才有机会被人体吸收。我们吃的食物大部分都是固体的，需要咀嚼磨碎后，才有可能变成液态。磨得越细，食物到达小肠的时候，成为液态的比例就越大。由于我们吃饭的时候附加了太多的杂务，长期处于分神状态，来不及细嚼慢咽，大多数食物在很大颗粒的情况下被送入了肠胃，既加重了肠胃的负担，又影响了营养吸收，并成为众多肠胃疾病的主要原因之一。同时，囫囵吞枣地进餐习惯，让我们像猪八戒吃人参果一样，没有来得及仔细品尝原本的味道，即便是米饭和面食之类淡味的食物。当你静下心来仔细咀嚼时，也会发现它们是甘甜可口的。这是因为，它们在口腔里被充分液化的过程中，唾液中的消化酶将食物中的淀粉转化为糖，被敏感的味蕾捕捉到。但如果进食的时候分神了，是不可能有这些享受的。

十二、情绪影响消化

中国人喜欢在餐桌上谈论事情或解决问题，包括工作事、生活事、国家事、孩子事、家长里短、天南海北，既分神又影响情绪。人的情绪千差万别，有激动的，有高兴的，有生气的，有担忧的，唯独缺少平静心态。负性情绪会产生负性能量，引起体内的激素、腺素、酶、免疫机制发生变化。其中，生气、担忧、紧张、压力会使食欲下降，唾液、胃酸、胆汁等消化酶分泌紊乱，最后导致肠胃的功能紊乱，或者消化道炎症、溃疡等。而高兴或激动的情绪等会使食欲增加，也会加重胃肠负担，产生消化道疾病或肥胖等。

错误的观念会导致错误的行为，错误的行为又会带来不良的后果。我们需要正确的饮食内容，但更需要正确的进食模式。因为，再好的营养食品，只有被身体充分吸收利用，才是真正的营养食品，否则只能是纸上谈兵。由于我们过分地追求感官享受，追求快乐，从而对食物产生轻慢和亵渎的态度。正是这种心态导致进食的时候分神，再由分神影响进食的快感和消化吸收功能，从而产生众多的疾病。因此，要想改变这些，首先必须树立一个正确的认知，并将这一认知落实到行动上，也就是建立一个正确的进餐模式。这一模式，包括餐前祷告和进餐守则两个部分。

十三、餐前祷告和进食守则

餐前祷告和进食守则，应在家长或餐长的带领下督促下进行。其中，餐前祷告的态度必须严肃认真，气氛庄重，以诚恳的态度表示对天地眷顾的感恩，对牺牲的动植物表示敬意，对食物的制造者的辛勤劳动表示感谢。

进餐守则如下：

1. 不得分神。吃饭就是吃饭，停止一切与进食无关的活动，一心一意，静心品尝食物，体验食物进入人体的消化吸收过程，想象食物对身体的好处，并给予积极的暗示。例如，西红柿中的番茄红素滋养前列腺，西兰花中的青花素提升视力，苡米健脾化湿、祛痰降脂等。

2. 不得择食。在营养师的指导下，完成每天的营养任务，不得偏食择食，如对某些食物的味道确实难以接受，可以求助心理咨询师的帮助。

3. 细嚼慢咽。吃饭要慢，将食物尽量地嚼碎并搅拌成液状，待温度合适再吞入腹中。

4. 不得浪费。既不能在盘中剩饭剩菜而浪费，也不能吃得过饱在腹中造成浪费，七八分饱适宜。

5. 分餐进食。可设专用碗筷，或公筷母匙，防止交叉感染。

6. 餐外不食。各种正餐，包括点心、水果，都必须是在营养师定制的处方之内，并在餐厅内完成进餐。其他地方和时间，一概不得进食，包括零食在内。当然，特殊情况例外。

有一首歌唱得好："没有天哪有地，没有地哪有家，没有家哪有你，没有你哪有我。"是的，没有天地的恩赐就没有草木动物，没有草木动物就没有餐桌上的食物。凡事都应该饮水思源，知恩图报。现代社会的我们，在物质上越来越丰富，而心灵却越来越空虚，精神越来越贫乏。在错误观念的引导下，许多人只知道拼命索取，向大自然索取，向社会索取，向他人索取，却不知道感恩和回报。长此以往是精神堕落，堕落的后果是人类的自我毁灭。

餐前祷告的作用有两种：一是以祷告的形式来唤醒人们内在的良知，让我们真心热爱大自然，热爱草木动物，热爱辛勤劳动的人们。虽然，所有的动物都需要进食，都需要营养，但我们的进食不仅要营养身体，还要营养心灵。这才是人类与其他动物的不同之处。二是为进食守则奠定思想基础。因为感恩，所以进食必须认真，不能分神。因为敬意，所以不得择食。因为感谢，所以要细嚼慢咽，不能浪费。

十四、让"好"食物好到实处

好吃的，吃好的。好吃的东西是客观的，是无毒无害的，是营养健康的。而吃好的是人们的主观愿望，是要将营养食品尽可能地消化吸收，从而达到真正的营养和健康效果。虽然食品能否做到无毒无害又营养健康，我们无法加以控制。但现代社会是商品社会，是买方市场，有需要就会有供给。只要我们有一个正确的健康观念，就会有健康的饮食需求，而相应的也会出现健康的饮食供给。虽然刚开始可能价格稍贵，但是物有所值，而当这些真正的健康食品来到我们面前时，我们就要尽情地发挥它们的营养效果，让"好"落到实处，而不是浮于表面。这才是我们应该做的。

第三节 生命的运动模式

一、广义的运动

大千世界，芸芸众生，不越三条。一是动的生命，如动物。二是准动的生命，如植物。三是不动的生命，泛指其他物质。当然，这些也只是形式上的分类。其实，所有的物质都是有生命的，而所有的生命都是运动的。即便是一块顽石，也是生命的体现。因为，所有的物质都是原子构成的。原子中有电子围绕着原子核运动。并且所有的物质都要经历成、住、坏、空的过程，从而让物质由一种形式转化为另一种形式，作周而复始的无限循环运动。

二、人的运动类型

"生命在于运动"。一般人对此的理解是，人通过运动可以提升生命的质量与活力，可以提升健康水平。但运动的含义很广，种类很多。什么样的运动才能实现以上目标呢？其实，运动大致可分为广义运动和狭义运动。狭义运动又可以分为有意运动和无意运动。无意运动就不说，单说有意运动。随着运动的目的不同，其形式和内容也不同，有劳作性运动、竞技性运动、表演性运动、娱乐性运动、摄生性运动等等。劳作性运动是以功利为目标。竞技性运动主要是挑战人体极限。表演性运动让人赏心悦目。娱乐性运动使人获得快乐。而摄生性运动是以正确使用、保养、调整人体使之健康长寿为目标的一种运动模式。如保健体操、太极拳、易筋经、八段锦、打坐、站桩等等。它是使人类通过有益身心健康，并使之长寿的运动。

三、摄生性运动是一种积极的休息模式

广义的摄生，是指用正确的方法对待人的生命使用、保护和管理。而狭义的摄生也就是休养生息，简称休息。休息是人体的生理需求。休息的主要作用是蓄积人体的气血能量，以调节身体和心理的内在平衡。但休息有主动积极的休息和消极被动的休息两种。后者是指在人体血气能量出现了明显的亏损，身心内在平衡显著失调的情况下，出现了一些不舒服的症状，如疲劳、烦闷等情况时，勉强做出一些对应措施。如果本人忽略这些症状，或者强用意志克服，或身体的报警系统出现了故障，不能报警，其结果是亏损愈甚，失调更著。身体长期处于这种状态，是很容易损害健康、产生疾病的。

四、运动与气血能量

积极主动的休息，是在身体尚未发出报警信号（症状）之前就主动节省气血能量，调整内在平衡，让身体总是保持在气血旺盛、内在环境平衡的健康状态。这样一来，自然也就远离疾病。同时，人体的本身有着强大的自愈能力，能够治愈自己身上的疾病，但自愈需要许多条件，而积极休息就是其中主要条件之一。

一般人认为，运动必定会消耗人体的许多气血能量，而疾病的自愈需要足够的气血能量。当然，这对于急性病和危重症的病人来说的确如此，但慢性病人就不同了。因为，几乎所有的慢性病人的生理机能原本低下，如果长期处于缺少运动的状态中，必然会导致肌肉弛废，关节僵硬，经络阻塞，神经失调，脏器功能下降。其结果是人体气血能量的生成能力下降，运行能力受阻。同时，即便是身体纹丝不动，但人的大脑思维活动却从未有过停歇，甚至连睡觉都在做梦。大脑的思维活动同样要消耗气血能量，一边是消耗，另一边却是生产不足，运输受阻。这就使得原本就虚弱的身体雪上加霜。因而将运动与休息有机地结合在一起，集二者的优点，形成摄生性运动这一独特的运动模式。

由于摄生性运动模式是一种积极的休息方式，因而既可以节省人体气血能量，又可以促进气血能量的生成和传输循环能力。从而有效地调节了身体的内外平衡，达到丰满肌肉，滑利关节，畅达经络，调节神经，激活脏器功能活动的作用。

五、矫正脊柱和四肢在日常生活中的不良姿势

人们一边想尽各种办法治愈疾病，另一方面却在不断地制造疾病，而且治病的效果远远跟不上致病的速度。我们可以治愈昨天的疾病，但更需要预防明天的疾病。而预防的唯一办法就是摒弃和纠正过去那些造成疾病的不良模式，并用正确的良好模式代替上。这需要从日常身体的习惯做起。因为，我们的坐、立、行、卧以及各种活动的不良姿势，是造成众多疾病的主要原因之一，特别是脊柱关节相关的软组织劳损。我们知道脊柱的椎管是脊髓的通道，椎间孔是植物神经的通道，当椎体和小关节及相关的软组织发生病变时，就会使邻近的神经根或脊髓受压，血液循环障碍，神经的传导异常，从而导致相关的脏器产生功能性障碍或器质性病变。

以颈椎病为例，由于我们长期过度用颈和错误用颈，使得颈椎椎体及相关软组织发生退行性改变、劳损、椎间盘突出以及局部粘连和慢性炎症。从而压迫脊髓或延髓、或神经根、或椎动脉血管，产生一系列的病变症状和体征，压迫臂丛神经可致颈肩及上肢串麻疼痛。压迫颈枕神经可导致后头痛和偏头痛。压迫椎动脉血管可致眩晕。压迫交感神经可致视力或听力障碍。高血压或低血压，还可以导致心脏、呼吸系统、消化、泌尿等系统的诸多病变。如果压迫脊髓或延髓则更为麻烦。以上疾病的临床治疗只能缓解症状，却无法治愈，容易反复发作。其根源是继续沿袭了

原有的错误用颈模式。

摄生性的运动让我们重建新的模式。学习脊柱以及四肢关节的正确使用方法，包括活动姿势、持续时间、力度、频率、环境等知识及日常的保养，为彻底治愈脊柱及四肢关节的相关疾病提供有利条件。

六、改变错误的用脑模式

我们的大脑就像一部思想机器。一旦启动，就片刻也不可空闲，甚至连睡觉都在做梦。这些，虽然耗费了大量的氧气和蛋白质，但产出了90%以上的废思维，余下的也不过就事论事，浮于现象，很少有思维的深度和广度，更不用说追根溯源。由于思想被感性操控，以至于对客观现象的认识片面零散，对主观自我认识肤浅模糊。由于片面、肤浅，在错误的观念引导下，将我们带进了现象的迷宫，将原本简单的东西变得复杂和艰难，痛苦和不幸也就在所难免。摄生性运动，不仅是造就肢体的正确运动模式，而且也要造就大脑的正确运用模式。让我们少用感性，用理性和悟性来改变思想的操作方式。以此，一方面提升大脑的工作效益，增强思维的深度和广度，另一方面节省气血能量，让大脑得到充分地放松和休息，以达到增效节能的最佳用脑模式。

七、因人而异，量身定制运动处方

运动的目的是提升生命质量，提升人的健康水平，尤其是摄生性的运动，更是肩负着治疗疾病的任务。因而必须因人而异，量身定制运动处方。在运动摄生专家主持下，根据性别、年龄、体质、性格和所患的疾病的不同，分别给予相应的运动处方。在这张处方里，对本人的运动模式、环境、内容、强度、时间、频率等作出定量。同时，还必须对运动者作出有效的监控，根据运动后的反馈情况作出相应的调整。只有这样，才有可能达到最佳的运动效果。

生命在于运动，但运动的目的应该是摄生，而不是害生。因此，摄生性的运动最起码也必须包含以上四个基本内容。在运动摄生专家的专业指导下，学会用摄生性的运动模式，逐渐代替那些原有的错误运动模式，以达到提升健康水平，根治慢性疾病的目标。

第四节　健康动力的寻觅

一、悬赏好吃佬

小时候，我们班上几个同学玩抓单杠比赛，看哪位吊在单杠上的时间最长。在同学们中间，我的力气最大，双手能吊五分钟。而有位外号"竹竿"的同学，他长得瘦弱，每次都坚持不到两分钟，但他又特喜欢吃花生糖。于是，我们几个商量，决定给他"悬赏"，凡两分钟以上，每多坚持一分钟就给一粒花生糖，到了第四分钟时，每增加一分钟给两粒。结果出人意料，"竹竿"足足坚持了八分钟才终于从单杠上掉下来。按规则自然要给足十粒花生糖。但我们不甘心，故意说，他只抓了六分钟，还骂他"好吃佬"。后来，我私下问他是怎么回事。他说，开始抓在单杠上，脑子里只想着花生糖甜滋滋的味道，全没注意到双臂的感觉，到后来臂酸了，坚持不住的时候我就在想，一定要多赢两粒……再多赢两粒……不知不觉也就抓上了那么长的时间。

那件事，我当时自然是无法理解，只是后来才知道这是"激励"的结果。美国哈佛大学心理学教授威廉·詹姆斯的一项研究发现：一个人没有受到激励时，他的能力仅能发挥出 20%~30%，当他受到激励后，可能发挥至 80%~90%。也就是说，同样一个人，当他受到充分地激励后，其发挥的作用相当于激励前的 3~4 倍。两分钟与八分钟的差距就是这样来的。

二、强调治愈

许多人就医的目的只是为改善症状，回避痛苦，减轻压力。一旦症状解除或改善，就马上放弃治疗，其结果是"扬汤止沸"，让身体总是处于疾病的边缘状态，并使其反复发作，从而失去健康能力。这样无疑毁掉了自信心，降低了人生质量。而造成这一切的重要原因是没有找到治愈带来的好处。

所谓的治愈，就是彻底消除疾病，让身体恢复原有的健康状态。而要做到这一点是需要强大的治愈动力。每一位病人都知道治愈疾病的好处，但究竟有多好，好在哪些地方，恐怕就很少有人明白。如果只有一些感性的模糊概念，而少有理性治愈目标是不可能获得成功的。因此，将治愈的好处找出来，一条条地写在纸上，贴在家里醒目的地方，让自己的眼睛时时看到，心里牢牢记住。当这些好处进入了潜意识，就会激励你自动一直朝着治愈的目标努力奋斗。

行为科学研究证明，人不会持续不断地做连自己都不知道为什么要做的事情。因而每下一个目标，尤其是具有挑战性目标，请务必列出为何要实现它的十条以上的理由或好处，而且要越多越好，越清楚越好。因为对你没有好处的目标，你的潜意识会认为没有必要为它过多地付出。这就意味着它被实现的可能性已经不大了。

三、健康的意义

（一）吃得香

"民以食为天"。一日三餐，身体健康的，口味好，不仅吃得下，而且吃得香，既饱口福，又有心理满足，同时消化吸收好，身体特棒，可以说是人间之福人。

（二）睡得甜美

晚上一上床头一沾枕就能睡着，并且一觉睡到自然醒。因为睡眠质量好，所以白天精力充沛，思维敏捷，反应快。相对那些晚上睡不着觉，听着旁人的鼾声，数着钟点，度过一个不眠之夜的人来说，真是人生一大享受。

（三）玩得爽

身体健康之人，精力旺盛，体力充沛，玩什么都有始有终，能够尽享人生乐趣。

（四）健康是人生快乐之本

人生所有的追求，不管是金钱、地位、权势、名誉、理想，还是爱情，都必须由身体来承载，都必须以健康为基础。如果健康没了，身体垮塌了，所有的东西都变得没意义。只有身体健康，才能享受人生，享受生命带来的快乐。

（五）身体健康就是赚钱

很多人辛苦巴巴赚钱，转眼间却大把大把地送到医院去治病，买生命。甚至钱花了，命丢了，人财两空。其实，健康并不一定要用钱买，只要稍稍改变一下生活模式和情绪模式，许多顽症都可以不药而愈。而省下的医药费，就是我们赚的钱。

（六）健康是干一切事的前提

干什么事都必须有一个健康的身体，如果丢了健康，经常生病，其结果是给你个官也当不了，给你赚钱的生意也做不了。勉力为之，病情加重，甚至小命也会送掉，人生岂不是很悲哀吗？

（七）有能力承担自己的人生义务

人生在世总有一些责任和义务，如社会义务、家庭义务、工作责任等等。而一个失去了健康能力的人，不仅不能很好地承担这些义务，很有可能成为社会、单位、家庭的包袱，使人生价值大大降低。

（八）给家庭带来安全感

一个健康强壮的体魄可以给父母以希望，给子女带来依靠，给妻子带来安全，而这些都是家庭幸福的前提。如果健康状态差，其结果只会给家人带来痛苦和忧虑。

（九）健康让长寿多了一份保障

虽然许多人口头上都不怕死，一旦死神来临却害怕得很。由于我们失去了健康，使大多数人都因半途夭折而没能活到天年，让长寿变成了一道可望不可及的雨中长虹。

（十）多了一份自信

人到中年，每每听说一个熟悉的同龄人因病早逝，都难免从内心升起一丝悲凉，叹生命之脆弱，怨老天之不公。其实质还是对自己的身体缺乏自信。一个不健康的身体又有何自信而言，唯有健康才能给自己带来真正的自信。

健康的好处还有，让同龄患病的朋友羡慕，有机会成为健康形象大使，生活质量提升了，工作能力提高了等等。这些是心中想得到的正面问题，如果加上心中想避开的负面价值，好处就更多了。如避免疾病带来的肉体痛苦、精神痛苦、心理压力、经济压力，亲人们的心理压力，护理的劳动强度，等等，除此之外，还能找出更多的好处。心理学家认为，人们基于对环境的认识，进而产生价值感和目标感，于是导致需要，而需要又引起动机，诱发内驱力，动机越强烈，内驱力也就越大，从而达成目标的可能性也就越大。因此，寻找健康的好处就是激发动机，这是启动内驱力的最佳手段。

现代科学研究表明，当一个人感到快乐时，体内释放出的神经传递素包括一种称之为"脑内啡"的物质。脑内啡除了给我们轻松、舒适的美好的感觉外，同时还渴望重复这种感觉，因而会推动我们去重复导致"脑内啡"释出的行为。这就是激励机制作用的生理基础。当然，回避痛苦也是即时推动力，但并不会渴望这种感觉，所以快乐的推动力更大，更长效。这也就足以解释了为什么要寻找健康的正面价值的好处，而不是寻找健康的负面价值的缘故。

第五节　改变观念，根治疾病

一、与病友们的聊天

诊疗之余，同几个病友闲聊。有病友说："医生治病，总是留一手。"我问："留一手干吗？"病友说："多来几次，好赚钱呗。"我笑着说："其实，不是医生不愿意治好你们的病，而是你们自己要给自己留一手，好送钱给医院。"听这话几个病友马上激动了："胡说，哪有病人不愿意治好自己的病呢？"我笑指其中一位患颈椎病的老病友说："他就是不愿意治好自己。"另几个病友忙说："愿闻其详。"我说："病初起时拖延，不愿意及时就诊，等拖重了，受不了时才来诊治，并要求立马解决问题，医生又不是神仙，怎会有那样的本事呢？好不容易将症状缓解下来，他又中断治疗。理由是家里有事没时间，后来打电话约他来复查治'本'，作颈椎修复期治疗，也不见回音，听说在家里'涛声依旧'。打麻将、玩电脑、看电视一样不少，这不又复发了？"几位病友都笑起来，大概他们也与之相似吧。

二、拖延

许多人在疾病初起，症状尚轻时拖延。以工作忙、事情多、怕花钱、怕麻烦等理由而迟迟不愿意就医。他们总想拖一拖，扛一扛，让疾病自行痊愈或让疾病等一等，忙过了这一阵再去就医。拖延的结果是：小病拖成大病，到头来钱花得更多，需要治疗的时间更长，同时遭受的疾病痛苦也更大，甚至大病导致送命以致追悔莫及。当然，也有经拖延症状消失的情况发生。

我们知道，症状是身体的语言。当身体出了问题就会用症状向你报警，要求救助。如果你因为症状轻而不予理睬，身体会因气血能量不足，暂时关闭了警报系统，而你也可能以为病被拖"愈"而放松警惕，继续实践原有的致病生活模式，让病邪更加深入。其结果是，再次暴发的病会更加严重。许多癌症一经发现，已经是中、晚期就是这个原因。当然，这是一种消极的应对方法。而积极的应对方法应该是，当意识到身体的警告后立马调整原有的致病生活模式，加上积极的休息、合适的营养、有益的锻炼等等，用扶持人体正气的方法激发自愈潜能，让身体实现真正的自愈。

三、求速效

有一个人半夜里，突然被家里安装的警报系统吵醒。睡意正浓的他嘴里嘟哝着："安的什么东西，吵死人了。"一边随手拔掉了床头边警报系统的电源插头，警报声停了，他倒身又呼呼大睡。直到早晨醒来睁眼一看，家里到处翻得一塌糊涂，放在抽屉里的现金和柜里值钱的东西早被洗劫一空。这时，他才恍然大悟，原来昨夜的警报声响是告诉他家里进了贼。

我们的身体也是一个系统，一旦不适，就会发生各种信号。当我们的身体出现了症状，绝大多数人并不是积极地追寻原因，而是急急忙忙地消除症状。于是，用抗生素、激素、止痛剂、退热剂蜂拥而上。在这些人的潜意识里，似乎症状消失越快越好，应诊的医生就越高明，药物效果越灵验，病也就好得更快。其实，所谓的"速效"与疾病的发生发展规律完全不相符合，大有"掩耳盗铃"之意。"冰冻三尺，非一日之寒。"疾病，特别是慢性病的发生、发展有一个很长的酝酿期。它是由量变到质变，由隐性到显性一个渐进过程。而症状的出现是告诉你，身体的问题是到了该处理的时候了。然而，症状的本身是痛苦和难受，如能本着"急则治其标，缓则图其本"的原则，先缓解症状，再根治背后的原因，当然最好。但很多时候情况并非这样。在人们的心目中，症状等同于疾病，症状消失了，疾病就痊愈了。于是，就有了"速效"之说，结果恰恰是"养虎为患"，让身体长期受其困扰。

四、中断治疗

想治愈疾病，就必须付出代价。很多慢性病难以治愈的重要原因就是他们不愿意付出代价，从而让身体游离于疾病的发作边缘状态，以致损害身心健康，降低生命的价值，影响生活的质量。

这一类人，往往只要症状消失了甚至稍有改善就中断治疗。其理由是没有钱，要么没时间，或是没精力，甚至认为疾病不可能治愈。其实，这些理由只是表面的搪塞。而内在的想法有很多。一是症状消失，说明病已好了，没必要继续治疗。二是即便有些症状也不打紧，回家自己养，自然就好了。三是病没好也不怕，只要死不了就行。四是既然病治不断根，又何必浪费钱和时间呢？诸如此之类等等。

其实，症状消失了，并不意味着疾病就痊愈了。其一，每个人对疾病的敏感度不同。有的人很轻的病却有比较重的症状，而有的人即便病情很重而症状轻微，甚至毫无症状可言。其二，疾病本身是一个由隐性到显性的过程，只有到了一定的程度症状才会显现，因而症状消除了，只能说疾病带来的痛苦感觉消失了，但引起症状的原因并不一定消除，只有彻底消除了病因，才算真正治愈了疾病。

人体本身是具有强大的自愈功能，但这些自愈能力的发挥必须具备一定的条件。积极的摄生和调理。做冥想、瑜伽、气功等，还有合理饮食、正常作息、有益锻炼等等，都能激发人体的自愈潜能，而达到自愈疾病的效果。否则，不仅不能产生自愈效果，反而可能养虎为患，让小病酿成大病，大病危及生命。

当人的健康状态降到一定的程度必然使身体产生疾病，而疾病严重到一定的程度就会导致死亡。如果在疾病轻浅时，不愿意付出小小的代价治愈，那么在疾病危重时必然要花大代价去挽救生命。在这里，死亡只是疾病的结果，而疾病则是健康低下的表现。只有健康状态才是真正的原因。如果说，我们畏惧死亡的恶果，倒不如关注健康状态，彻底治愈疾病来得更现实，更有效果。

"病来如山倒，病去如抽丝。"所谓的"山倒"说的是，突然出现的症状像山崩一样严重。而"抽丝"则是治疗效果细长缓慢。其实，疾病在质变前，有一个相当长时间的量变过程，只是患者体质差、敏感度降低而感觉不到轻微的症状而已，因而在治疗上也必然有一个量变到质变的过程。说疾病难以根治的原因有二。一是缺乏耐心，以急躁的情绪、速效的心理来对待治疗。即便是再有效的治疗也是一个缓慢的过程。其间，还有可能因种种原因导致疗效反复。而身体的康复更是由量积累到质的过程。其中的细微变化对于一个急于求成的人来说是难以察觉的。因而很容易使人丧失信心，放弃治疗。二是在疾病的治疗过程中过分地依赖医生和药物的作用，忽视自身在康复过程中的主观能动性。医生的作用充其量只是帮助，为你的康复创造一些有利条件。而真正的治愈却必须依靠自己。在摄生专家的指导下，通过心理调适，作息调理，配合有益恢复健康的运动等来调养身体，激发人原有的自愈潜能，达到治愈的目的。而相对那些一味消极被动地依赖外在因素，是很难产生根治疾病的效果。

五、忽略修复

任何疾病产生后，都会有相应的脏腑器官受累受损。如气管炎是肺系受累，高血压是心脑血管受累，胃溃疡是消化系统受损，肾炎是泌尿系统受损，等等。而疾病发作轻重程度和次数的多少是与人体正气亏虚的程度和脏器质量低下程度成正比。正气越亏虚，脏器的质量越低下，发作的次数可能就越多，程度也就越严重。就像感冒诱发支气管炎反复发作后慢慢变老慢支，再发展下去就变成肺气肿，最后是肺心病，可能因心衰而死亡。这是一个由轻到重，由功能性到器质性，由量变到质变的演变过程。其根源也就是人体正气逐渐亏虚，脏器日渐耗损，并由一脏虚衰累及多脏器虚衰的过程。

在急性发作期的治疗虽然能有效地控制症状，但那仅仅是控制症状而已，属治"标"的范畴，尚未涉及到治"本"。所谓的"本"就是疾病的根本，也就是受损的脏器并未能得到及时有效地修复，人体的正气也就是抗病能力及修复能力尚未得到提升，稍有不慎，疾病又可能发作，症状甚至较先前更重。况且提升人体正气，修复受损的脏器，是一个漫长而又复杂的过程，需要很多相应的条件。这对于当今社会流行的"浮躁"心理而言，是难以接受和想象的。但控制症状后的修复期的治疗和调理，的确是治愈疾病的最佳时期。放弃了这个机会就只能让身体游走于疾病发作的边缘。

六、病情反复

任何疾病的产生都有其固有的发病模式，包括生活模式和情绪模式。如长期爱好电脑、电视、麻将的人易患颈椎病。吸烟易患支气管炎，咽喉炎。酗酒、饮食不节易患胃肠疾病等等。所有的治疗都可以改善这些疾病的症状，但从来都不能彻底治愈的根源，就在于患者继续实践原有的发病模式。人们都愿意外在条件改变，却不愿自我改变的理由是"江山易改，本性难移"。从而让自己长期滞留在疾病发作的边缘。

虽然有的时候，我们也意识到不良的生活模式和情绪模式有害健康，也曾痛下决心改变，但每次都收效甚微，其原因，虽然意识认为那些东西不好，但潜意识里却是喜欢的。潜意识的力量是巨大的，意识与之相比，是蚂蚁撼树。就拿吸烟来说，理论上每个人都知道吸烟有害健康，但许多人仍然在拼命地吸。因为吸烟的人从中得到了快感和享受，而且这些快感都是暂时的。至于影响健康，造成疾病和死亡都是"遥远"的事情。这些快感和享受都是戒烟的阻力。现代科学研究发现，当一个人感到快乐时，体内会释放神经传递素，包括一种被称为"内啡肽"的物质。它除了给我们轻松美好舒适的感觉，同时还渴望能重复这种快感。因此会推动我们去重复释放"内啡肽"的行为。这就从生理上解释了不良生活模式难以改变的根本所在。

其实，人们所有的不良生活模式和情绪模式，都是来自于错误的健康观念，来自于自我价值的不足。只要能改变错误的健康观念，提升自信、自爱和自尊，当你将身体看得很宝贵时，你就会千方百计去爱它、尊重它、保护它，而那些有害身体健康的东西也自然会被抛弃。

七、过度依赖

许多人一旦患病就完全丧失了健康的主动权，将自己无可奈何地交给医疗机器，并认为医生是内行，自己是外行。既然什么都不懂，自然也就无能为力了，是好是坏，是生是死，全凭医生处置了。其实，这是一种消极的托付心理。

事实上，几乎所有的疾病都是身体自己治愈的，而医生只不过行使专业的协助而已。就像前面所说的一样，当皮肤被划破了一个创口，医生能做的只是止血、清创、缝合、消毒等。所有的组织再生、修复都是身体自己完成的，皮肤的修复过程一般要 7 天左右，再高明的医生也不可能在一两天时间内使伤口愈合。当然，如果没有医生的专业协助，创口一般也能自行愈合，区别只在于时间长短、伤疤大小等。皮肤创口的治愈是这样，身体其他疾病也基本如此。

疾病的治愈需要许多条件，如营养、休息、锻炼、排除干扰等。这些条件供应充足，人体正气就能迅速得到提升，身体自动修复就能如期完成。如果条件不够，修复就可能拖延、搁置，甚至情况恶化。当然，这系列工作都必须由患者自己去完成，医生是帮不上忙的。而积极的治疗就是发挥患者自己的主观能动性，在摄生专家的指导下，补充营养，积极休息，适当锻炼，排除各种不当的人为干扰，牢牢把握健康的主动权。

八、没病就是健康

前一段时间，有一位朋友来探视住院的朋友，闲谈中说到健康的话题。这位朋友信心满满地夸口说："我身体非常好，从来都没有生过病，连感冒都没得过。"半年后突然听说这位朋友已经逝世，死亡的原因是胰腺癌。英年早逝，实在令人惋惜。在一般人的心目中，有病没病成为健康与否的标准。

其实，事情远非这么简单。有病肯定是不健康，但没病不一定就是身体健康。因为被人们称之为"病"的东西就是诸多不适的症状和体征。在一般情况下，身体内部出现的问题到一定的程度自然要表现一些症状和体征。但有些人身体即使出现了严重的问题也没有表现出症状。因为他们的身体警报系统出了问题。原因是我们长期过度使用身体或错误使用身体。一方面可能导致气血资源不足，不能启动警报系统。另一方面可能因为错误使用身体无意中关闭了警报系统。所以许多病一旦出现了症状和体征，就已经是严重情况了。与此相反，一些经常得小病的人，警报系统是正常运作，能及时预警，随时报告身体内部的情况，使人能及时调整生活模式和情绪模式，防止疾病的进一步发展。

疾病的内在原因是健康状况不佳。当健康状况低到一定程度时才会出现症状，虽然解决症状能让人舒服，但提升到健康水平才是治本之道，也是不生病的根本。

九、将钱买菜

在当今经济社会的大潮中，许多人将医疗当作消费服务，并认为只要出了钱，医生就必须治好病。像买菜一样，甚至讨价还价，一旦疗效不如意，就怨天尤人，将怨气怒气一股脑地发泄在医护人员身上。这也是造成当今医患关系紧张的一个重要原因。

人是世界上最神秘、最高级、最科学的智慧生灵。目前，世界上最先进最精密的仪器，其复杂程度也不到人体的万分之一，虽然自然科学飞速发展，但我们的医学研究也只是刚刚摸到了一些皮毛。有人说过，如果将全世界所有的科学家和科研经费都集中用来研究人体，可能最少需要二十年时间。而以目前的速度，大概需要上千年的时间。既然连人体的内容都不清楚，又何谈疾病的治愈呢？因此，目前所有的治疗几乎都是凭借对人体的一知半解，凭借经验探索性的治疗。一个五年的医科学生虽然经过几十年的临床磨砺，仍然会面对一大堆难以解决的问题。就连一个小小的感冒，也不敢保证治好。这些是不能拿木工做凳、裁缝做衣来比拟的。

当然，我们的医务人员在工作过程中也可能有做得不到位的情况，需要改进。但他们毕竟尽力了，他们以有限的能力帮助了患者，应该值得感激。更重要的是，患者应该能自己掌握健康的主动权，改变错误的健康观念。"未病"之前加强摄生保健，让自己尽可能地不生病，少生病，生病后又要积极配合治疗。而不是一味地消极被动地依赖医生和护士。这才是我们应该做的。

十、美好愿望

"没什么别没钱，有什么别有病"。这是国人心中的美好愿望。可现实毕竟残酷，想有钱，可钱总是不够用，怕有病，可疾病总是不期而来，像不速之客一样常常让人手足无措。每当说起某位熟悉的朋友英年早逝，心中难免唏嘘，或是一阵惶恐。有时也拿一些话自我宽慰："得这种病的概率非常低，他是不走运"。是的，许多病的发病概率是非常低，可能百分之一，千分之一，甚至万分之一，十万分百万分之一。但具体到某一个人身上，凭什么说它不可能发生在你身上呢？发病了，就是百分之百了。他可能发生在任何人身上。将身体健康寄托在运气上是最不靠谱的。面对可能出现的疾病，唯一的办法就是积极应对，而不是消极等待。

"积极的应对"就是做好摄生保健，提升健康水平。当然，尽管这样也不能保证百分之百不生病。但概率一定会低很多，同时也是尽心尽力。真正有什么事，起码不后悔。这才是"尽人事，听天命"的真谛。几乎所有的疾病都源于低下的健康状态，而处于这种状态的根源在于长期错误使用和过度使用身体。因此，只有改变这些错误习惯和模式，才是积极预防疾病的根本办法。

许多人一旦生病了就忧心忡忡，六神无主，生怕要了命，不惜重金四处求医问药，而对日常的摄生保健支出却非常吝啬，一毛不拔。有人统计过，在医改之前，国人的医疗费用支出，有80%都会花在临死前的几个月中，也就是人们常说的愿意拿钱买命，却不愿意拿钱买健康。到头来钱花了，命也保不住，人财两空，还美其名曰"尽心"。

"菩萨畏因，凡人畏果"。缺乏智慧的人只是怕患病的结果，而有智慧的人从患病的根源做起，健康的身体才是不生病的保障。其实，健康也不一定要花钱买，况且花钱也不一定能买来健康。想要健康，首先必须有一个正确的观念，要掌握一定的摄生保健知识，然后将这些知识一一落实到日常生活的行动中。

前不久，我的一个朋友来看病，经诊断发现是较严重的冠心病。我建议他住院休息一段时间，他说没时间休息。我问他为什么这么忙，他说手上有一个工程要做，能赚很大一笔钱。我问他，你要那么多钱干什么？他说没钱拿什么来住院治病呢？我忍不住笑了。他先拿命换钱，再拿钱买命。拿命换钱可能是能换到，但拿钱买命就不一定能成了。许多人很有能力赚了许多钱，却英年早逝，钱最终是帮别人赚的。

　　钱是好东西，但也只是为人生活服务的工具，千万不能让自己变成金钱的奴隶。虽然钱是生活的必需品，能带来许多物质享受和精神享受，但它也不是万能的。况且所有的享受都必须以生命为载体，如果身体垮了，生命消逝，所有的金钱都变得没有任何意义。只有有一个健康的生命，才能享受金钱财富带来的快乐。如何平衡金钱与健康之前的关系是需要很大的智慧。同时，我们的美好愿望不能仅仅是愿望，还需要具体落实到日常生活中。

　　当然，错误的健康观念远不止这些。比如说"生死有命，富贵在天"，"对酒当歌，人生几何"，"铁哥们喝酒不怕胃出血"，"今朝有酒今朝醉"，等等。从表面看，以上现象似乎是健康知识的缺乏，但实质是健康观念的问题，甚至包括更深层的世界观、人生观、价值观等都有错误。正是这些错误的观念支配着我们的思想和言行，从而让身体产生了多种疾病。

　　我们知道，电脑的图像及声音，是由软件的指令支配的。如果指令有误，电脑就会发生故障或图像声音发生偏差。当错误被纠正后，电脑立马恢复正常。人的情况也与之相似，每个人的身体状况，包括与之相应的思想（人的内部语言）言语和行为都是受心理（潜意识）中的健康观念支配的。当人的健康观念有误，思想和言行也会偏离正轨，就可能导致产生疾病。观念修正了，身体也就慢慢恢复健康。电脑的指令有误是容易修正的，如果人的健康观念有误，想改过就难了。因为，观念是每个人自幼建立起来的图式，又叫习惯。就像一个人用右手拿筷子吃饭，这是它自幼形成的习惯，几十年一直如此。如果此时命令它改用左手，他会感到非常别扭、难受，内心也十分抵触。而命令的实质是强迫其用意志克服惯性，而意志的力量远远小于惯性。因此，要想改变自己的健康状况，首先就必须改变自己的健康观念，只有观念改变，身体才能真正发生改变。如果不能修正错误的健康观念，想摆正健康位置只是一句永远都不能实现的空话。

第四章 慢性病的三级根治

所有的医生充其量也不过是人体内部医生的助手。

第一节 三级根治模式简介

由于人的生命并非简单的血肉机器，而是身体、心理、灵魂的统一体。因而摄生也就是对人的身体、心理、灵魂进行正确的养育、保护、管理和使用的过程。基于此认知上创立的三级根治模式，包括初级治身、中级治心和高级治灵，是一种由低而高、由浅而深、由被动到主动、由有形到无形的整体治疗模式。在充分激发人的生命潜能的基础上，给予多种有效的帮助，通过修理身体、修正行为、修炼灵魂的方法，身心灵同治，以达到根治慢性病，提升人的生命质量的最终目标。

一、初级治身

初级治身是从身体层面着手，多以经络治疗为主，结合饮食治疗。其目的是通过身体的养护、调理和维修，达到治愈慢性病强身健体的作用。

经络系统是由十二经脉、奇经八脉、十五络和十二经别、十二经筋、十二皮部以及许多孙络、浮络等组成。

经络的作用是沟通内外、贯穿上下、内属脏腑、外络肢节将人体各部的组织器官连接成为一个有机整体，并藉以运行气血、营养周身，使得人体各部的功能活动得以保持协调和相对平衡，同时还有抗御外邪、保卫机体的作用。

腧穴一般分布在一定的经脉循行的通路上，是人体脏腑经络之气通于体表的部位，是经络施术的刺激点。腧穴是依靠经络和人体的各个脏腑、组织、器官相联系的。因此，当脏腑等内在组织的机能发生异常时，在与其有关的腧穴部位上发生病理的征象，如痛点或压痛点等，这种由里达表的反应，不仅有助于诊断，而且有助于治疗。

腧穴一般分十四经腧穴、经外奇穴和阿是穴。

腧穴的作用有近治作用，也就是这些穴位均能治疗该穴所在部位及邻近组织器官的局部病症。远治作用，在十四经腧穴中，尤其是十二经肘膝以下的腧穴，不仅能治疗局部病症，还可以治疗本经所循行的远隔部位的组织、器官、脏腑的病症。有的甚至有影响全身的作用。特殊作用，某些腧穴对机体的不同状态可起到双向良性调节作用。

经络治疗就是在经络和腧穴的基础上运用针、灸、推拿、整脊、刮痧、敷贴、熏蒸等手段进行的，根据摄生者的不同情况，选择性地使用以下方法。

（一）针刺法

针是毫针刺法，是指利用毫针针具通过一定的手法刺激机体穴位来疏导经络，调节脏腑，从而达到祛邪扶正、治疗疾病、摄生保健之目的。一般多用于实证、热证的治疗。其适应症非常广泛，能治疗内、外、妇、儿、五官等多种常见病和多发病。

（二）灸法

灸法是以艾绒或以艾绒为主要成分制成的灸材，点燃后悬置或放置在穴位或病变部位，借灸火的热力及药物的作用，激发经气，达到防病治病目的的一种外治方法。灸法具有温经散寒、扶阳固脱、消瘀散结、防病保健的作用。常用于寒湿致病、脏腑虚寒、气虚下陷、经络瘀阻等证及亚健康的调理。

现代研究表明，针灸能改善人体各系统的功能，提高人体的抗病能力，从而有利于身体的康复。比如说，灸法能够降低肺气肿病人的气道阻力，使通气量、肺活量增加，还可以纠正消化性溃疡和胃炎病人胃液分泌紊乱状态，甚至对癌细胞也有显著的抑制作用。尤其可贵的是，针灸具有良性的双向调节作用。如艾灸后，在低血压的情况下升压的作用，相反的高血压的情况下，又有明显的降压作用。针灸对心率、血糖、白细胞、血小板的指数，也具有类似的调整作用。

（三）推拿、整脊

推拿、整脊是运用推拿手法或借助于一定的推拿工具，作用于人体体表的特定部位或穴位来防病治病的一种治疗和保健方法。其作用原理是通过手法的功力来纠正解剖位置的异常，改变有关的系统内能，并进行人体的信息调整，从而达到舒筋通络、理筋整复、活血祛瘀、补虚泻实的作用，能治疗内、妇、儿、骨伤等科的疾病，对摄生保健、调整亚健康状态有良好效果。

（四）刮痧

刮痧是以中医皮部理论为基础，用器具（牛角、玉石、火罐）在皮部相关部位刮拭，以达到疏通经络、活血化瘀之目的。刮痧可以扩张毛细血管，增加汗腺分泌，促进血液循环，对于高血压、中暑、肌肉酸痛、急性吐泻等起到立竿见影之效果，可以调整经气，解除疲劳，增加免疫功能的作用。

（五）敷贴、耳压

穴位敷贴疗法是在中医理论指导下，选取一定的穴位贴敷某些药物，通过腧穴刺激疗法和药物外治的共同作用，起到扶正祛邪、预防疾病的一种疗法。它属于灸法的延伸，常用于久咳久喘、腹泻、痹证、喉喑病、口疮、小儿遗尿等。

耳压疗法是指使用丸状物贴压耳穴，以防治疾病的一种方法。耳压疗法常用于各种疼痛疾病、炎性疾病、功能紊乱性疾病、过敏与变态反应性疾病的治疗。

（六）熏蒸、熏洗

熏蒸疗法是按医生设定的一定处方的中草药，经加水煎煮后用药蒸气熏疗，或用药物淋洗，或浸浴全身或局部患处，从而产生治疗作用的一种防治疾病方法，多用于皮肤病、外科、内科及骨科的一些疾病的治疗。

（七）饮食治疗

饮食治疗是指利用食物或药食两用食物来调整机体状态，以增进健康、治疗疾病、延缓衰老的一种摄生治疗方法。饮食治疗要在营养师或饮食治疗师的帮助下，因人制宜，量身定制营养处方，合理搭配膳食品种，以达到强壮身体、防治疾病、益寿延年之目的。

（八）经络结合饮食

身体问题多见于一些慢性、顽固性疾病和亚健康状态，长期的身体问题又会造成许多心理症结，而过多的心理症结又会加重身体问题。这一恶性循环不仅给人的身心造成许多的痛苦，而且大大地降低了人们的生活质量，针对这一情况，几乎所有的临床治疗只能控制症状，无法实现治愈，且长期治疗的结果是花费了大量的钱财情况下，不仅原发性的疾病未能治愈，而药物的毒性和副作用的累积，又会陆续地制造出一些新病，由一脏累及多脏，导致全身脏器问题百出。在此，我们运用中医的经络腧穴结合饮食治疗，其目的是利用经络穴位的防病治病能力来逐渐代替药物的作用。通过对经穴的刺激来激发人体原本就有的自愈潜能，让身体自己解决自己的问题。

一日三餐的饮食是我们身体不可或缺的营养来源。但由于我们错误的饮食模式和内容，从而让我们的身体一方面因缺乏必需的营养要素而营养不良，另一方面却因为摄入了过多的垃圾变成继发性的致病因素，从而让身体健康下降，疾病丛生。当我们用科学的方法调节膳食内容和模式，以提升人体营养，减少垃圾的摄入，许多疾病可以不药而愈。

经络治疗和饮食治疗不仅能有效地改善身体的症状，而且还能治愈许多慢性、顽固性的疾病。更难得可贵的是，在疗效好的同时还无任何毒副作用，而且费用低廉，取材方便，操作简单。很多的时候在专家的指导下自行操作即可，因而深受广大群众的信任和喜欢，是一种不可多得的摄生方法。

二、中级治心

中级治心是从心理层面着手，以祝由（中医的一种古老治疗方法）摄生为主，结合生活指导，通过修正错误的观念（图式）及行为，达到消除身体问题、心理问题及能力问题的深层根源，并传授正确的生活知识，实现根治慢性病、提升心理健康水平及生活能力为目标。

人的思想态度、情绪、行为和语言均是由潜意识中的观念（图式）所支配的。一个正确的观念（图式）会产生正确的思想态度。同时，也会出现良好的情绪和行为。而一个错误的观念则会让你产生错误的思想态度和不良的情绪及行为。我们知道，众多的慢性病之所以难以治愈的内在根源是身体健康状况低下，而低下的身体健康状况则又是我们长期过度使用和错误使用身体和生命所致，支配我们总是做出如此错误的行为的背后，又是错误的健康观念以及错误的人生观、世界观和价值观。身体问题的根源如此，其他问题的根源也同样如此。

其实，许多心理问题并非来自于问题的本身，而是来自于对问题的错误看法和观念，以至于采用恐惧、排斥、仇视和回避的思想态度，也正是这些态度让原本简单的事情，人为地弄得复杂和艰难。因此，只有消除问题产生的深层根源才是真正的治本之道。祝由养生师在心理学的基础上，采用合理情绪疗法、行为疗法、催眠疗法、信念疗法、脱敏疗法等等，用于改变或消除导致问题的深层次原因，再由生活指导师传授正确的生活方法，包括正确使用身体和提升生活能力等等。

（一）情绪疗法

祝由治疗师根据美国著名的心理学家埃利斯首创的 A、B、C 理论对摄生者的问题，进行初步分析和诊断通过与摄生者的交谈，找出他情绪困扰和行为不适、身体不适的具体表现（C），以及与这些反应相对应的诱发事件（A），并对两者之间不合理信念（B），进行进一步分析。这里的不合理信念，通常是指合理信念的太过或不及，也就是绝对化或过度概括和糟糕之极，最后通过对不合理信念的辩论和反驳（D）及反驳（B）建立新的合理信念（E）。

人不是被事情本身所困扰，而是被对事情的看法所困扰。因为，事情本身并无好坏之分，当人们赋予他自己的偏好、欲望和评价时，便有可能产生各种无谓的烦恼和困扰。

区分合理与不合理信念的五条标准：

1. 合理信念大都是基于一些已知的客观事实，而不合理信念则包含了更多的主观臆测成分。

2. 合理的信念能使人们保护自己，努力使自己愉快地生活。不合理的信念，则会产生情绪困扰。

3. 合理的信念使人更快地达成自己的目标。不合理的信念，则使人难于达成目标并为此苦恼。

4. 合理的信念可使人不介入他人的麻烦。不合理的信念，则难于做到这一点。

5. 合理的信念使人阻止或很快地消除情绪冲突。不合理的信念，则会使情绪困扰，持续相当长的时间而造成不适当的反应。

（二）意念疗法

意念疗法，是通过人的主观意志进行积极的思维想象来治疗疾病和解决问题的一种心理治疗方法。我们知道，任何行为只要不断地重复就会形成一种习惯。同样的道理，任何的思想只要不断地重复也会形成一种习惯。影响潜意识从而抑制或者激发潜意识中的生命潜能。在潜意识中有一个公式：想象＋逼真＋重复＝事实。这个公式就是说，在我们脑海里只要不断地重复这个逼真的想象，最后你所想象的事物都会被你的潜意识认为是事实。同时，潜意识也就释放或抑制与想象相关的生命潜在能力。在祝由治疗师的帮助和指导下，建立积极正确的信念，通过潜意识驱动生命潜能来解决身体或心理问题。

（三）催眠疗法

催眠，是祝由治疗师运用催眠技术使摄生者处于一种介于清醒与睡眠之间的特殊意识状态——催眠态，然后借助于语言暗示或精神分析以清除引起病态心理或病态躯体的内在根源——错误观念，达到治愈疾病和解决问题的一种心理治疗方法。

（四）行为疗法

行为疗法又称行为矫正。它是对人的不良行为和某些疾病进行处理的一种心理治疗方法。其来源于再教育论、经典条件反射学说、操作条件反射学说和社会性学说。各种不良行为是个体在自己的生活经历中通过"学习"——即条件化的过程而"习得"固守下来，因而可以通过"学习"或条件化的过程加以消除或矫正。

（五）生活指导

1. 建立正确的生活模式。包括饮食、起居、作息、房事、运动、环境等情况的咨询和指导。

2. 提升心理健康水平。包括人际关系、感情婚姻、事业发展、工作学习、物质财富、亲子教育、情绪运用等问题的咨询和指导。

南隐倒茶

　　一位学者向南隐禅师问禅，南隐以茶相待。南隐禅师将茶水倒入杯中，杯子满了，他还在继续往杯子里倒。学者见状忙说："师傅，茶都溢出来了，请不要再倒了。"禅师指着学者说："你就像这只茶杯一样，头脑里装满了自己的想法和观点，你若不先将自己的茶杯倒空，叫我如何向你说禅？"

　　人们的痛苦和不幸主要来自于两个方面。一是对问题的认知偏差，以致造成错误的观念。二是缺乏解决问题的能力。由于错误的观念才让我们缺乏知识，缺乏能力。也正是缺乏知识，缺少能力才会出现错误的观念。虽然知识可以获取，能力可以提升，但错误的观念一旦形成是很难改变的。

　　由于我们的头脑中充满着各种各样的错误观念（图式），从而阻碍了生命潜能的发挥。因而，要想提升生命的质量，首先必须清除这些错误的观念与图式，腾出空位，再安装上正确的观念（图式）。在正确的观念（图式）的引导下，重新学习那些能提升人生价值的知识，能过上幸福快乐生活的知识，能让身体健康长寿的知识。当这些知识渐渐转化为能力的时候，生命的质量就会逐步上升。

三、高级治灵

高级治灵是从人的灵魂层面入手，以气功导引为主要方法，通过灵魂的修炼，提升灵魂的质量和等级，实现人生的意义。

我们知道，初级灵魂为所有动物共有，而中级灵魂则是在初级灵魂的基础上，经过数万年的漫长时间进化而产生，为人类所独有。高级灵魂则是通过人的主观努力修炼而成。人生的意义是快乐，而快乐则来自于需求获得了满足。人的所有需求不外两种。一是生理需求，二是心理需求。在社会进化的今天，生理需求容易获得满足。但心理需求却越来越难以满足。究其原因，是我们的认知偏差，方法错误。我们总是过度向外索取，试图用外在的物质条件来满足心理欲望。但外在的物质条件有限，而人的欲望无限，以有限的物质来满足于无限的欲望，是无论如何也难以获得成功的，而灵魂的修炼就是让我们对心理需求有一个正确的认知，并用正确而又有效的方法让其得到满足。

人的肉体看得见，摸得着，这我们都知道。心理虽然看不见也摸不着，但可以通过人的外在表现如行为、态度、语言，包括表情语言，肢体语言来知晓，有"诸内必形于外"。相应来说，灵魂就不一样了。它既看不见，又摸不着，更是说不出来，该如何去寻找呢？"我思故我在。"思想是人的内部语言，仍属心理的范畴，是见不到自己的灵魂的。如果将"思"改为"觉"字，即"我觉故我在"是最恰当不过的。觉是自觉，觉悟。"觉"是不能用语言文字表达的，所以，它超越了"思"，通过自身感觉，自我体悟，从而找到心的原始状态。因为，只有心的原始状态才有可能与自己的灵魂相契合，气功、静坐、修道、参禅都是在运用这一个"觉"字来寻找心的原始状态，并开始修炼自己的灵魂的。

在修炼灵魂的过程中，我们不仅能够获得真正的快乐，实现人生最大的价值，而且还可以提升身心健康水平，治愈顽固的慢性疾病，甚至有可能获得一些超自然能力的特异功能。如道家的灵魂出窍、佛家的六神通等等。当然，这些充其量只是灵魂修炼过程中的副产品，并非修炼的主要目标。我们的目标是提升人的生命质量。当我们以安定祥和的心态体悟人生，体悟大道，并由此而进入神圣慈悲的精神世界时，不仅原有的痛苦和不幸都会统统消失，而且还会获得一个新的人生，这不正是我们每个人梦寐以求的吗？

高级摄生就是通过冥思、静坐、气功、导引、瑜伽、参禅、修道等方法来对灵魂体悟认知、研究和运用的过程，并根据摄生者的不同情况选择性地使用以下方法。

（一）静坐

按七支坐法，自然呼吸，不主动支配意念，内不为杂念所动，外不受环境影响，独立守神。如《内经》所说："恬淡虚无，真气从之；精神内守，病安从来。"从而达到凝聚真气、畅达经络、调和气血、治愈疾病之目的。

（二）气功

有坐、立、行、卧等多种姿势，以意行气，以气充身，重在"气"字上下功夫。有顺腹式呼吸法、逆腹式呼吸法、数息法、调息法、闭息法、运气法等等。通过意念、呼吸及姿势的配合的锻炼，达到按摩内脏、协调身心、强身健体、治愈疾病之目的。

（三）导引

导引，又称道引。是以肢体运动、呼吸运动、自我按摩相结合的一种锻炼方法。《庄子·刻意》曰："吹呴呼吸，吐故纳新，熊经鸟伸，为寿而已矣；此道引之士，养形之人，彭祖寿考者之所好也。"其作用是通利关节，丰满肌肉，畅达经络，调节神经，平衡阴阳，激活脏器功能，达到祛病健身长寿之目的。

（四）冥思、瑜伽

冥思、瑜伽是从古印度传入中国的一种类似气功导引的锻炼方法。虽然与其形式各异，但内容极其相似。因其方法独特，效果显著，故列入气功导引之中，以供合适人群摄生修习。

（五）修道

修道是道家的养生修炼法。《内经》云："上古之人，其知道者，法于阴阳，和于术数，饮食有节，起居有常，不妄作劳，故形与神俱，度百岁乃去。"道家主张性命双修，既要让身体可以健康长寿，又能够体悟宇宙人生之大道，修炼成高级灵魂，让灵魂通过修炼而超越肉体，最终得道成仙。

（六）参禅

佛家的养生修炼方法有很多，而参禅只是其中之一。佛家主张养生先养性，调身先调心。"应无所住，而生其心。""明心见性。"通过禅的修炼，由禅入定，由定生慧，定慧双修，一朝顿悟即可见性成佛。参禅既养身体又炼灵魂，通过提升灵魂的层次，最终超越肉体而立地成佛。

塞翁失马

很久以前，在塞上住有一位老翁。一天，老翁家里仅有的一匹母马突然失踪，几度寻找未果，家人非常沮丧，邻里亲朋也前来探视安慰。而老翁却非常淡定。他告诉大家说，家里的这匹马走失了不一定是件坏事，众人都迷惑不解。过不了多久，那匹失踪的马突然回家了，并还带回了一匹公马。这一下子全家人喜欢不得了，邻里们前来祝贺。老翁却说，马回家了，未必是件好事，此说让众人愕然。没几天，老翁的独子乘遛马之机想骑骑那匹公马，一不小心从马背上摔了下来，折断了腿骨，疗养了几个月还是成了跛子。邻里及亲友们见状都前来安慰老翁。老翁还是那么淡定地说，儿子残了也未必是坏事。果然过了不多时，因与邻国发生了战争，朝廷四处征兵，村里年轻力壮的男子都基本被强征入伍，而老翁的儿子因残疾被留了下来。等到那场战争结束，那被征入伍的一批人没有几个活着回到家里，而老人的儿子却保全了性命。

（七）聪明与智慧

聪是耳聪，明是目明。一般泛指伶俐，脑袋瓜好使，鬼点子多，能力强的一类人。因聪明外显于表，且易为人知晓，所以，也为人们赞美和称道。而智慧深潜于内，自然也就少有聪明人的光鲜的特色，有时甚至看起来木讷或愚笨。

水是液体，有时却是固体，甚至变成了气体。但任凭温度的魔棒将其形式变来变去，水的本质却永远也不会改变。

人生的意义是快乐，因而追求快乐是人们的共同目标，只是每个人的着手点不同而已。聪明的人总是追逐于现象，但现象复杂缤纷，千变万化，即便我们的脑袋瓜再好使，鬼点子再多，也是以变应变，穷于应付，疲于奔命。由此，也很容易迷失于现象的迷宫之中。虽历经千辛万苦，终究难如人意，痛苦和不幸还是在所难免了。

而智慧的人则从本质着手。虽然，他们也是生活在现象中，但却不被现象的变化所迷惑，并透过现象抓住本质，以不变应万变，让如如不动之心得以轻松自在，潇洒快乐。就像观看一场精彩的魔术表演，既充分享受其风花雪月，又明白它是过眼烟云。

由此可知，聪明与智慧，并非仅仅是量的不同，而是质的区别，更是人生境界和灵魂层次的不同。聪明的人难以拥有智慧，而智慧的人一定拥有真正的聪明。

（八）分级摄生治疗

所谓的分级摄生治疗，其实是为摄生治病者入门方便而设。在众多的摄生人群中，有年龄、职业、文化层次、身体状况的不同，也有问题的性质的不同，还有对摄生的认知程度不同，更有摄生目的不同。对此必须分别对待，根据摄生者的具体情况，因人施治，选择好着手点，即入门后，随着摄生治疗的深入，其摄生的认知和目标，也会逐渐发生改变。因而，此时可根据情况变级而治或多级同治。同时，为了更好地发挥三级根治模式的作用，必须建立相应的配套措施。

1. 建立一个有效的摄生实体。
2. 成立一支专业的摄生治疗团队。
3. 发扬中医摄生的特色优势。
4. 严格按工作流程顺序操作。

扁鹊新传

在很久以前的渤海郡郑地，有一个庞大的秦氏家族，族中人口众多，也还富裕。族长秦太公膝下有三个儿子，老大秦越天、老二秦越地、老三秦越人。还有几个女儿，同整个家族一样，一家人幸福健康，其乐融融。

然而，一场突如其来的瘟疫几乎给整个家族带来了灭顶之灾，短短的几个月就让家族人口损失过半，若不是名医长桑君的及时救助，控制了瘟疫，结果恐怕会更加糟糕。

秦太公的几个女儿也在这场瘟疫中不幸夭折，这让秦太公十分伤心，加上年龄老迈，没不久就卧床不起，知道自己将不久于人世，于是就将三个儿子招到床前嘱咐有关的后事。

其实秦老太公一向有些偏爱三儿子越人，只因他聪明伶俐，讨人喜欢，也有意将族长之位传给他。

但恐老大、老二及族人不服，于是想出一主意，他让三个儿子同时拜长桑君学医，同时又将族人分成三部分，让学成归来的三个儿子各自管理，以十年为期，看谁管理的部分人丁兴旺，谁就是族长。因为他知道小儿子的智力强过两哥哥，所以医术一定学得高明，而族长自然也是非他莫属。

三个儿子奉命找到了长桑君，说明了来意，长桑君十分高兴，于是就收三人为徒，并问它们三人都想学些什么。

越人说想学成医神，能起死回生。

越地说想学成医生，要普救众生。

越天说想学成医道，愿天下无病。

三年下来，他们各得长桑君真传。越人果然聪明悟性高，得师传皮毛，学会了高超的医技，善透视脏腑，能起死回生；越地木讷但勤奋好学得师传筋骨，善将疾病消除在萌芽状态；越天慧根俱足，得师传精髓，能让人身强体壮而不生病。

回乡后他们统领着各自的一支随机调配的族人生活，十年后的结果如下：

越人的那部分族人仗着它们的统领具有起死回生的高超医术，所以全然不关注身体健康，以致饮食无节、起居无度、喜怒无常、以酒为浆、以妄为常、醉以入房、以欲竭其精、以耗散其真、不知持满、不时御神，从而让体质下降，疾病丛生。

而越人虽有一身救人本领，施尽了浑身解数，却也是扬汤止沸，疲于奔命的忙于四处救火，到头来族人还是半百而衰或过早夭折，落得个人丁凋敝，生产力大幅下降。

越地的部分族人知道他没有多大的救人本领，所以不敢放纵本能，过度地追求欲望，凡事知道收敛。

再加上越地勤奋仔细，十分关注族人的疾病情况，稍有风吹草动，立马将疾病消灭在萌芽状态。所以族人健康还算可以，人丁也在缓慢上升，生产力保持在平稳状态。

而越天的族人们对越天的行为十分不解，因为越天学的是医道，所以，既无针药，又从不给人诊病，而只是带领族人们学习摄生之道。

让他们效法于天地阴阳的变化，并加以保养、调和。包括饮食有节，起居有度，不妄作劳等等。并教授他们静坐、气功、导引吐纳之术。建立道德规范，倡导行善积德。同时还大力整改饮水、厕所、住宅环境及公共卫生等。

针对少数身体状况不太好的族人，越天又教授他们如何进行饮食调理，用饮食治病疗疾。如此不到五年，族人们的身体健康得到大幅的提升，从此几乎再也没有人生病，到了这时族人才真正理会了越天的良苦用心，而对其大加赞赏。

由于健康的提升，他的族人中少年聪明，男人强壮，妇女美丽，老人寿长，既节省医药费，又提升了生产力，日子过得红红火火，让另两分族人羡慕不已。

转眼间十年期到，自然是老大越天的部分人丁兴旺，个个健康强壮，族长也是非他莫属。

三支人马又合在一起了，越天继续按照原有模式来教化训练族人，而越地和越人是他的助手，当有人初发病时即由越地即时补救，而重病则由越人施治。

随着时光的流逝，族人中生病人的越来越少，重病的几乎没有，死亡的都是些几近天年的老人，它们度百岁乃去，安详地走完人生之路，没有救治的意义。

秦越人越来越感到郁闷，空有一身本领，却是英雄无用武之地，几经思考，他决定告别族人，外出周游列国，以实现医神的梦想。

秦越人从家乡出来后，看到四处疾病横行，病夫遍地，他汲取过去在家乡行医时的教训，累死累活的不说，还没名没利。

所以每到一个地方，看那里什么样的人最受重视，然后就专看那一科，比如说齐国重小儿，他就专看儿科；赵国重妇女，他就专看妇科；燕国重老人，他就专看老年病。由于他看病手段奇特，能透视脏腑，因而诊断疾病位置准确；治疗手段多样化，针、灸、推拿、熏蒸、薄贴、中药等根据情况选择性使用，因而治疗效果特别好；同时又是看专科专病，再又选择了重点人群，因而很快名声鹊起，在赵国被称之为扁鹊，而为众人奉为神医。

可是，他并不为此而满足，因为他知道要想千古留名，仅此还远远不够，必须打入上层社会，因为他晓得王室内有史官，史官会记下王公的工作、生活经历，包括治病的医生和药方，而只有这样方能实现其伟大的理想。

于是，扁鹊有意徜徉于王公大臣们出没的地方，机会终于来了。在虢国宫门前获知虢太子假死的消息后，便毛遂自荐的前去救治，随即以高超的医术治好了虢太子的暴厥（假死）。于是他的名声在上流社会一下子传开了，天下人都知道扁鹊的医术能起死回生。

此后又治愈了晋国的当权大夫赵简子的昏迷病。更神奇的是给齐桓侯的诊断过程的记载为后世留下了千古传奇。

几千年过去了，由于我们的民族崇拜神，我们的社会需要神，所以医神的事流传下来了，而医生、医道的故事亡佚了，九天之上的秦越人高兴了，但秦越地、秦越天不知道该怎么想。

第二节　三级根治模式的应用特点

一、收集与问题有关的资料

前面讲过，人的生命是肉体、心理、灵魂的综合体。它们相互关联，相互影响，因而查找问题，必须全面、具体而细致。就拿身体来说吧，中医是运用古代系统学理论将人体以五脏为中心，通过经络的作用，把各部组织器官连接成一个统一的有机整体。在这里，每一个脏器不是独立存在的，而是一个系统。这个系统，既包含了脏器本体，也包含了相应的器官组织、经络、穴位等。如此一来，有些类似如电视机系统。我们知道，单一的电视机不能收看电视节目，而是需要一套完整的电视配套系统。在这里有电视机、电线、开关、保险、稳压器、遥控器、信号源、电流等。其中，大脑类似如信号源，经络类似如电线、穴位类似如开关，保险、稳压器、遥控器、脏器类似如电视机。气血能量类似如电源。当电视机不能使用或使用性能不好时，可能是电视机本身的问题，也可能是电线短路或是开关、保险、遥控器失灵，更有可能是信号源或电流电压而导致，而人体的器官功能不好，也有可能是阴阳失调、气血亏虚（电能电压不足），有可能是经络被六淫、痰湿、瘀血等邪气瘀阻（电线短路），也可能是穴位为错误信息误导而失控（开关、保险、稳压器失调），也可能是大脑皮层功能紊乱（程序错误），也可能是电视机使用不当而出现的问题（电器坏了）。

而检查整个电视机系统是一个电器工程师的基本常识。他们会先开通电源，看是否有电，然后，测定电压是否在正常的范围之内，再看开关、保险、电线是否完好无损，最后检查电视机，如果都没有问题，就要检查信息源，最后根据检查的结果，作出针对性的修理。

电器工程师在检查电视机系统时，除了凭经验直观检查时，最主要是依赖检查工具，包括试电笔、万用电表之类的。万用电表可以测定电流量、电压、电阻等情况以及线路通畅程度和保险开关的情况。依据这些是容易找出问题的所在，反观我们医生就有些麻烦了。由于没有人体万用电表，无法测定人的气血能量、阴阳盛衰、无法测定经络瘀阻、穴位关闭、开启的情况；更无法测定大脑信息的正误。只有凭自己对人体知识的一知半解和平时积累的经验，再加上有限的物理化学数据推测判断出问题的所在，并进行探索性的治疗。由于诊断模糊，其治疗结果有三：一是蒙对了，症状缓解或消失。二是没搞对，症状体征未见缓解。三是搞错了，病情加重，甚至死亡。

三级根治模式根据摄生者的要求，从摄入性会谈开始，通过以问题为中心的会谈，获取摄生者的个人背景资料、摄生目的以及对摄生的期望值等。然后，依据情况对摄生者进行全面检查，包括生理健康检查、疾病检查、心理健康检查、心理测量等等，以达到具体、细致、全面地收集问题有关资料的目的，为判断问题的所在提供充足的依据。

二、深入探索问题的根源

电视机的修理更简单，电器工程师可以根据问题所在，采用不同的处理方式。属于电流的问题找电力部门，属于信号的问题找电视台。其他的问题能修则修，不能修则直接换零件，反正电视机系统都有足够的相匹配而又廉价的零部件等待着候补，而人体则没有这么幸运了。人体所有的器官几乎都是一次性的，没有候补的零部件，即便是现代医学那么发达，能够进行器官移植，但有限的供体除了价格昂贵外，还存在着排异反应、使用寿命等诸多的问题，难以普及推广。而且目前这种治疗，几乎都是探索性的。因而，我们的临床治疗，不仅是要改善症状，还要做到彻底治愈。只有这样，我们的生命才能不至于半路夭折，而要做到彻底治愈就必须找到疾病的深层根源，向外找显然行不通，向内找才是唯一的途径。三级根治模式就是这样的。

三级根治模式将收集来的与问题有关资料加以整理。然后，再进行深度会谈，形成印象后用反省法找出问题的深层内在根源，并提出评估报告，为确立目标，制订摄生治疗方案，提供依据。

三、充分信任人体的修复功能

不管是现代医学还是传统医学，所有的治疗手段，都是帮助人体内部医生自己修复自己。如果没有自我修复功能，再高明的医生面对最简单的病也会束手无策。所以，有医生的帮助可以治愈许多疾病，没有医生的帮助，许多疾病也可以被身体自己治愈。记得小时候，在我们农村经常可以看到兽医们对小母猪和小公鸡的阉割。兽医们在阉割小母猪时，先捆好小母猪的四只脚，然后在猪肚子相应的部位上割一小口子，取出子宫割掉后，在伤口处撒上一些锅墨，然后解开绳索，小猪撒腿就跑，像没事一样照样吃食、睡觉、玩耍，跑跳，没几天伤口就长得很好，甚至连疤痕都看不出来。而小公鸡更简单。阉割后兽医随手拔下几根鸡毛按在伤口上。它们的手术没有做任何的消毒处理，更不要说术后打针、吃药、休息、调理了。假如，类似的手术如果放在人身上，那可就大不相同了。

其实，人的自动修复功能并不比动物们差到哪里。关键是我们对自己身上修复功能并不信任。我们的错误观点常导致错误的行为，最后必须产生错误的结果，就像女人们生孩子。我们的习俗观念是，女人生完孩子必定要坐月子，过去是一个月，现在进一步扩张到一百天，忌风禁水，什么都不准做，还整天鸡、鸭、鱼、肉的伺候着，一天吃五六餐，甚至七八餐，养来养去，出月子一看，一个个要么黄皮寡瘦，弱不禁风；要么是一身肥膘，身体变形，丝毫也看不出健康的气色，稍不小心，还弄出一月子病来，终生受其影响。还有许多产妇、早早断奶，弄得可怜的婴儿们，过早地辞别母乳，而不得不以昂贵而又没有营养的牛奶充饥。在我国云南，那里有个少数民族，听说他们的习俗观念是，女人生孩子，男人坐月子。女人生完孩子后马上下地干活，吃的是粗茶淡饭，五谷杂粮，什么禁忌都没有。其结果是不仅没有什么月子病，相反一个个都身体健壮，充满健康的气息，婴儿们的奶水有质有量，从来也就没有吃牛奶长大这一说。当然，也许是他们那个民族的妇女们一向彪悍，而我们这个民族的女人一向柔弱，但彪悍也好，柔弱也罢，都是传统习俗观念所带来的结果。事实上，物质生活条件越来越优越，人的内在修复功能就越退化，而因功能退化就越是依赖外在的物质条件，从而让人的生命变得更加脆弱，与之相反，野生动物们的生命力就强大得多，而且越是低级的动物这种修复和再生功能就越强悍，像壁虎、青蛙、蟑螂、蚯蚓等等，都是这样。

三级根治模式，在充分信任人体自我治疗能力的基础上，运用祝由疗法来重建大脑信息网络系统，修正错误的身心反射模式，从疾病的深层内在根源开始，来调动人的主观能动性，充分激发被压抑的人体自愈潜能，达到根治慢性病的目的。

四、提升人的气血能量

人体的自愈功能是与生俱来的，而我们要做到的就是，要为这个自愈功能提供有利条件，扫除障碍，就像前面说的电视机系统缺少电源或电压过低，使功能发生障碍一样，我们要为其提供电源和调节电压，如果是电线断路或是开关失调，就要接通电线，恢复开关的正常使用。

其实，人体的脏器功能失调在很大程度上，是由气血能量不足所导致的。由于我们总是过度使用或错误使用人体，从而让气血能量，一方面产生不足，另一方面却又大量消耗和浪费。在身体长期处于气血能量低迷的情况下，我们却要让脏器满负荷，甚至超负荷工作。其结果就是，以疲劳损伤为代价，虽然人体具备自动修复功能，但为数有限的气血能量供应重要脏器的消耗尚且不够，哪有多余的提供给修复系统呢？所以，让自动修复系统这个"巧妇难为无米之炊"，而出现疾病就此搁置、拖延，甚至加重的情况也就不难理解了，因而摄生必须从气血能量入手，以首先解决"电"的问题。

俗话说：兵马未动，粮草先行。三级根治模式以饮食治疗为主，提供气血能量的物质基础，以经络治疗，导引治疗为主，提升气血能量的生成，传输运化，祝由治疗、气功治疗来减少气血能量的消耗和浪费。如此，开源节流、气血能量就会逐渐上升。当气血能量上升到一定的程度会开启人的自动修复功能，治愈慢性病也就成了水到渠成的事。

第三节　摄生方法的系统分类

饮食疗法、经络疗法、气功疗法、祝由疗法，本是祖国传统医学中独具特色的四大瑰宝，也是中国传统文化的精髓之一。几千年来，为中华民族的繁衍昌盛和人类的健康事业作出了巨大贡献。然而，由于近代西方文化的传入和异化，导致人们的传统观念不断地被颠覆和错位，使得这些中医的摄生方法备受冷落和摧残。今天，我们在发掘这些传统方法的基础上，运用现代科学技术加以阐释和发挥，将营养学与饮食疗法、运动学与气功疗法、物理学与经络疗法、心理学与祝由疗法，等等，有机地结合起来，形成以祝由治疗为主，饮食、气功、导引、经络、生活指导等为辅助的一整套治疗系统，意在提升人的整体生命质量，将中国的摄生文化发扬光大，更好地为广大摄生人群服务。为了便于实际操作，我们将众多的摄生方法按系统分类。

一、咨询室

集咨询、检查、测量、心理治疗为一体，配备有专业的心理咨询师若干名，中医咨询师一名。

作用：

1. 收集摄生者与问题有关的各种资料，加以综合、分析、判断，找出问题的关键点，给予诊断并提出评估报告，供其他科室有关人员参考使用。

2. 运用心理治疗技术，对一般的心理问题进行咨询、辅导或治疗。

心理咨询和辅导：

人的所有的幸福和快乐都来自于需求获得了满足。而需求一般来自于两个方面。一是生理需求。它包括食物、水、空气、性和休息等。这些，在今天的社会里并非难事，都可以得到满足。但心理需求的满足就比较困难了。由于人们错误的认知和运用错误的方法，以至于原本简单的东西，人为地变得复杂和艰难，所以，人们的问题基本上都是一些心理上的问题，而心理咨询就是心理咨询师们运用专门的理论和技术帮助解决心理问题的一种方法。

心理咨询包括心理辅导和心理治疗。它同生物医学一样，有着专门的理论和技术体系。其过程也是通过收集与问题相关的各种资料，结合心理测评加上综合分析，找出其深层症结，根据诊断结果而给予相应的辅导或治疗，包括认知疗法、行为疗法、精神分析、森田疗法等，从而达到帮助解决问题的目的。

由于心理咨询对心理问题有很好的治疗效果，所以，有人将它比喻为精神按摩，并认为是现代人必不可少的、最美妙的精神享受。心理咨询和辅导，不仅可以使人获得一种心旷神怡、豁然开朗的舒适平和感觉，还能促进对人生的深刻理解，以及责任心和进取心，从而让人变得更加善解人意，充满激情。

心理咨询与做思想工作的区别：

1. 在心理层面上，做思想工作是意识（理智）层面运作，而心理咨询则可以深入到潜意识层面运作。人的思想、语言情绪和行为都是潜意识中的观念模式所决定的。因而，心理咨询的工作效率，自然优于思想工作。

2. 在人际关系上，思想工作者占有一定的背景的强势地位，而被工作者处于被强制的弱势地位，因地位问题本能地会产生一种抗拒心理，让思想工作难度增大。而心理咨询则像是病人求医一样，能积极主动地配合心理咨询工作，解决问题相对容易得多。二者相比较而言，前者是从属关系，后者则是朋友关系。前者略嫌消极被动，后者则是积极主动的。

3. 在运用方法上，思想工作是以情、理、法为依据，试图用说服的手段来解决对方的问题，而心理咨询则是运用心理学的技术和理论来帮助对方解决问题，听得多，说得少。

4. 在达成目标上，思想工作的目的是试图说服对方遵循社会规范、道德标准、集体意识等，而心理咨询则是通过帮助对方解决问题，实现求助者自己的愿望。

二、生活指导室

配备生活指导师多名。

作用：

1. 根据咨询师提供的摄生者个人有关资料诊断及评估报告，运用自己的专业能力，指导身体的正确使用。

2. 提升摄生者的生活能力。包括感情婚姻、人际关系、事业发展、工作学习、物质财富、亲子教育等进行咨询、培训和重新学习。

狮子的学习：

狮子贵为百兽之王，并非仅凭其健硕雄壮的身躯，更重要的是它那超凡的捕猎本领和团队合作精神。当然，这些都与遗传基因有关，但后天的学习也是获得超凡能力的重要因素。小狮子们每天的主要功课就是玩耍、游戏。玩，既有益于陶冶性情，促进身心健康发展，又有益于各种生存技巧的练习，更有益于狮子之间关系的亲密和协调。与兄弟姐妹之间的游戏，与父母长辈之间的玩耍，在游戏的形式里，捕猎、搏击、追逐、跟踪、潜伏、协作等内容都包含其中。在这里没有空洞乏味的理论说教，没有父母老师的严厉督促，没有升学考试的压力，更不存在失败的痛苦和自我价值的贬低，有的只是兴趣盎然，乐此不疲；有的只是轻松快乐的美好感觉。

随着小狮子们一天天地长大，基本技巧掌握完毕后，他们即将进入实战前的准备。首先是父母的捕猎场景，激发了它们的强烈兴趣和参与欲望。然后，是由长辈们带回来的小猎物供其练习。它们终于能将平日积累的功夫一展身手。从此，它们逐渐成为骁勇善战的猎手。

由于狮子们的学习都是建立在快乐的基础上的，所以学习兴趣浓厚，学习方式有效，而学习成绩斐然。它们的教育是成功的。

三、祝由治疗室

配备祝由治疗师多名。

作用：根据咨询师提供的摄生者个人有关资料，诊断以及评估报告，运用祝由技术，帮助摄生者重建大脑神经网络系统，修正错误的观念以及身心反射模式，以消除心理问题和身体问题的深层根源。

祝由科简介：

祝由，是祖国医学中独具特色的传统疗法之一。有两千多年的历史，早在唐、宋及元朝时期的国家太医院中就设有专门的祝由科。它不仅具有许多的操作方法，还有整套的理论体系，所以能广泛地应用于临床各科的治疗，并且有很好的治疗效果。几千年来，祝由疗法为中华民族的繁衍昌盛作出了巨大贡献。

"祝"是治疗方法，"由"是问题的原因。祝由，就是运用一定的方法，针对心理问题和身体问题的深层原因进行治疗的方法。祝由治病的原理是"移精变气"，移易精神，变化脏器，也就是通过外在的心理现象和身体症状的表象进行分析，得出导致问题的内在观念（图式），并针对这一观念作出相应的治疗，最后通过改变这一观念达到解决问题的目的。

摄生的过程，就是解决问题的过程。它不仅要"扬汤止沸"，解决问题带来的痛苦和烦恼，更要"釜底抽薪"，解决问题产生的深层根源。只有这样，才能真正提升人的生命质量。今天，我们在发掘这一传统疗法的基础上，运用现代心理学手段加以阐释和发挥，让这一古老的中医疗法，更好地为现代人的摄生服务。

四、导引治疗室

配备气功师、瑜伽师各一名。

作用：针对咨询师提供的有关资料，包括诊断及评估报告，对摄生者进行治疗性运动培训和咨询指导。

气功与导引：

气功和导引是祖国医学的传统摄生方法之一，有几千年的历史。如《黄帝内经》就有记载"恬淡虚无，真气从之；精神内守，病安从来"。其中的"真气"指的就是气功。

气功的种类有很多，随修炼的目的不同，其作用也不尽相同。医家用以防病治病，道家练之修身养性，佛家练之见性成佛，武术家用之提升武技。

气功与静功，从表面上看都差不多，有坐、卧、站的姿势。但静功重在一个"静"字，而气功则在"气"字上做文章。功夫都是动的，包括世间流行的顺腹式呼吸法、逆腹式呼吸法、数息法、调息法、闭息法、运气法等等。法门很多，都不外乎一个动。而静功完全是静。在气的问题上是顺其自然，并不用意念去支配气的动作。摄生者该练气功还是静功，则是由气功师根据本人的具体情况而定。比如说，其练功的目的、性格、体质等，不能一概而论。

导引是以肢体运动、呼吸运动、自我按摩相结合的一种摄生治疗方法。"吹呴呼吸，吐故纳新，熊经鸟伸，为寿而已矣"。导引的作用具有通利关节、丰满肌肉、畅达经络、调节神经、激活脏器功能，从而达到祛病健身的目的。

气功与导引，虽然表现形式不同，但通过身体锻炼来达到摄生的目的是一致的，且各有所长，因而常相互配合而练，以达到更好的摄生治疗效果。

五、饮食摄生室

配备公共营养师两名。

作用：按照咨询师提供的摄生者的有关资料，包括诊断及评估报告，制定饮食治疗方案，并给予咨询、指导及培训。

身体的治愈与修复材料：

保证身体营养，提供修复材料。因为材料是身体修复的物质基础。如果材料短缺，就会导致修复延期或搁置。人体修复需要许多材料，如荷尔蒙、腺素、酶、抗体、愈合因子等等。假如这些材料短缺，疾病就会迁延难愈。所有的修复材料都被中医统称为"正气"。虽然这些正气是在人体内部自然化合生成，然而，他们的生成却需要足够的动力和原材料。几乎所有的原材料都是来自于我们日常生活中的饮食。只有在饮食中营养物质完备的情况下，正气才有可能充足。如果我们有不良的饮食习惯、错误的饮食内容，就会导致饮食中营养比例失调。一方面因缺乏营养，使正气生成无源。另一方面，又因摄入了过量的垃圾变成了继发性的致病因素，因而，必须给予这些人正确的膳食指导。

在饮食治疗师的帮助下，从人体健康和营养的角度出发，因人而异，因病而异，量身定制营养处方，合理搭配膳食品种，及时补充人体必需的营养物质，确保原材料的有效供给，为人体修复材料的生成提供充足的基础，也为健康和长寿提供有力的保障。

六、经络治疗室

配备推拿师、针灸师若干人，助手若干。

作用：根据咨询师提供的来摄生者的有关资料，包括诊断和评估报告，运用经络治疗技术对摄生者的身体问题进行咨询，指导和治疗。

激活人体自身维修系统：

对于人体来说，所谓的垃圾就是无益且有害的东西。这些东西来源有二。一是体内的代谢产物。二是外来的有害物质，包括垃圾饮食、负性情绪等等。正常情况下，这些垃圾是必须排除体外的，但如果垃圾过多，超越了废物清理系统的能力，或者废物清理系统本身发生了故障，使得这些垃圾长期滞留在人体内，变成致病因素。中医称之为"痰饮"

"瘀血"等，阻碍了经络气血运行，影响脏腑正常功能，从而造成各种顽固的慢性疾病。想要清除这些有毒有害的废物，除了截断垃圾饮食和负性情绪的源头，还必须借助人体的经络系统。因为，经络是上苍赐给我们身体的维修系统，穴位又是一个个既不用花钱而又安全高效的"药物"。

在经络治疗师的帮助下，从整体观念出发，以辨证论治为基础，因人因病而异，量身定制相应的治疗处方，或针灸，或推拿，或刮痧，以疏通经络，运行气血，调节脏腑，激活人体维修系统和废物清理系统，以达到清除体内垃圾、消除继发性治病因素、治愈疾病的目的。

参 考 文 献

［1］ 南京中医学院. 针灸学［M］. 上海：上海科学技术出版社，1979.

［2］ 守部昭夫. 催眠法入门［M］. 许金生，译. 上海：复旦大学出版社，1980.

［3］ 马济人. 中国气功学［M］. 西安：陕西科学技术出版社，1983.

［4］ 南怀瑾. 静坐修道与长生不老［M］. 海口：三环出版社，1990.

［5］ 李应，张丹红. 催眠暗示疗法［M］. 贵阳：贵州科学技术出版社，1996.

［6］ 叶羽睛川. 心理教室［M］. 成都：四川大学出版社，1997.

［7］ 李德新. 中医基础理论［M］. 北京：人民卫生出版社，2001.

［8］ 露易丝·海. 生命的重建［M］. 徐克茹，译. 北京：中国宇航出版社，2003.

［9］ 尚致胜. 心灵的力量［M］. 北京：北京大学出版社，2005.

［10］ 伯格·海灵格. 爱的序位［M］. 霍保莲，译. 北京：世界图书出版社，2005.

［11］ 中国心理卫生协会. 心理咨询师［M］. 北京：民族出版社，2005.

［12］ 管斌全. 我信我能我要［M］. 北京：中国画报出版社，2005.

［13］ 吴清忠. 人体使用手册［M］. 广州：花城出版社，2006.

［14］ 李中莹. 重塑心灵［M］. 北京：世界图书出版社，2006.

［15］ 朱月龙. 成功心理学［M］. 北京：海潮出版社，2007.

［16］ 托马斯·摩尔. 少有人走的路［M］. 于海生，译. 长春：吉林文史出版社，2007.

［17］ 中里巴人. 求人不如求自己［M］. 北京：中国中医药出版社，2007.

［18］ 魏明. 黄帝内经［M］. 延吉：延边人民出版社，2009.

［19］ 乔斯坦·贾德. 苏菲的世界［M］. 萧宝森，译. 北京：作家出版社，2017.

后　记

多年来，由于我一直忙于临床工作，很少有时间提笔写作。直到 2011 年的一次国际学术交流会上，偶遇一位来自美国的同行朋友，交流之后，她对我的几篇有关"祝由"治病的论文非常感兴趣，鼓励我继续研究，并且将研究的结果写成专著。她的一番话，让我怦然心动。从此我就开始了《帮你根治慢性病》这本书的资料收集和写作。

当我的朋友——黄冈市《本草》杂志编辑部韩进林先生看到了这本书的初稿后，大加赞赏和鼓励。在他和夏春明主编、南东求教授的帮助下，本书经过了多次的修改和整理，以专辑形式发表在《本草》杂志上。

这次本书有幸入选《鄂东中医药文化系列丛书》，借此机会，特别感谢《本草》杂志编辑部的全体工作人员，感谢黄冈市中医院领导，感谢浠水县中医院领导。更要感谢夏春明主编、韩进林先生、南东求教授。感谢学苑出版社的领导陈辉先生，感谢责任编辑付国英先生。谢谢各位的无私帮助。

由于本人水平有限，书中可能多有错漏之处，敬请大家指正。

孔克俭
2019 年 6 月于浠水